吃得少不如吃得巧

“100個控制血糖的加法飲食訣竅”

医師が信頼を寄せる栄養士の
糖質を味方にする
ズルイ食べ方
人生を守る「足し算食べ」
BEST100

日本臨床營養實踐協會理事長
足立香代子——著
陳嫺若——譯

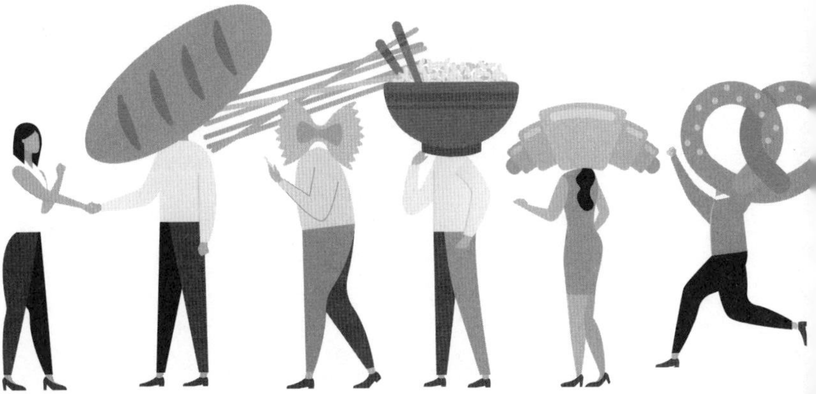

吃下的食物打造你？這個觀念已經過時了！應該說「身體吸收的成分」打造了你。

各位朋友，你是怎麼吃「米飯」的呢？

正在減肥的朋友可能會「將飯量減少一些……」，或者是用「蒟蒻米」代替白米，也許有人一不做二不休，乾脆完全不吃飯，追求激烈減重的目標。

近年來出現了醣類控制的風潮，造成「醣類＝肥胖」的印象，因此，日本人白米的攝取量連年下降。

可是其實還有另一種做法，只要改變「吃法」，不用太在意飯量，也可以吃出不易胖的身體，但是大多數人都不知道。

吃同樣的食物，但把重點放在「如何吸收」上，重新組合食物。

我們已經知道，光是這樣做，血糖值的上升速度就截然不同。

吃相同卡路里、相同飯量，一起吃進去的食材組合不同，身體內產生的變化也會不同。也就是說，重點在於「用吸收方式做標準來思考」。

本書出版的目的，就是希望將一些營養管理師才知道的「好用飲食知識」，以簡明易懂的形式介紹給大家。

現在，請容我自我介紹，我叫足立香代子，是一名營養管理師，在醫院服務多年，從事指導病患營養諮詢的工作。

一般常會聽到「鹽對身體不好，戒吃鹹吧」或「甜點吃了會胖，不要吃吧」，但我教病人的方法並不是這種「食物減去法」，而是告訴他們，哪些是必須攝取的食物，與有益身體的食物，然後教他們安排規畫的方法。

舉例來說，糖尿病患者的飲食基礎，是控制卡路里，因此，吃沙拉的時候，一般都會要求他們選擇無油淋醬。然而，有油才能抑制血糖值上升，也比較有飽足感，可以防止暴飲暴食。光是排除禁忌食物，卻沒有增加導向健康的食物，這種做法只是「一路減到底」。

這些控制飲食的方法，確實可以看到成效，所以許多營養管理師也都照這種方式在指導病患。但是這種方法禁忌太多了，可以吃的食物少得可憐，只能靠著忍耐力堅持下去。我常在想，這種方法難道不會造成暴飲暴食等種種弊害嗎？

因此，我希望告訴大家的另一種方法，**就是著眼於「吸收」的吃法，這種方法叫做「加法飲食」與「後食」**。

以往總是被認為有缺點的食物，經過加法飲食和後食，也可以變成能充分攝取到營養的膳食。

本書將這種飲食的捷徑，列舉了一〇〇個項目，稱之為「聰明吃法」。

第1章，我會詳細解說加法飲食與後食的方法。

第2章，針對在家裡下廚，或是在便利超商買東西吃，我會給予具體的「加法飲食」建議，只要在料理上＋1即可。盡可能找些不麻煩、不善下廚的人也能輕鬆上手的做法。

第3章，我將會解說外食時的二選一，讓各位了解挑哪一種才是取巧的聰明吃法。絕對沒有只能選一種吃的道理，同時介紹用餐時可注意的捷徑，請不妨一併做為參考。

第4章，我會介紹自己在生活中實踐的各種「聰明吃法」。想要一下子改變所有飲食習慣，是一件非常困難的事情，但如果能從其中任何一項開始改變的話，也許並不會那麼難。

「聰明吃法」裡沒有不能吃的食物，希望本書能帶您走進享受餐點的美好時光。

足立香代子

目錄

前言 2

第1章
什麼是專家也在學的「加法飲食」？

001 建議控制卡路里、控制醣類，是營養管理師的大罪惡 12
002 與醣為友，不以它為敵的飲食法 14
003 四十歲以上的日本人，每五人中就有一位出現飯後高血糖 16
004 定期健康檢查也無法發現飯後高血糖的陷阱 18
005 有「飯後高血糖」症狀會讓失智症、心肌梗塞風險升高！ 20
006 只有「加法飲食」才能守護人生 22
007 該選哪一邊吃？ 白飯or炒飯 24

加法飲食的訣竅！
碳水化合物加了油進去，飯後血糖不容易升高
008 聰明吃法的規則❶ 碳水化合物與油一起攝取 27

加法飲食的訣竅！
碳水化合物加上膳食纖維，飯後血糖不易上升
009 聰明吃法的規則❷ 碳水化合物加膳食纖維一起吃 29

加法飲食的訣竅！
先吃完三分之二的配菜，米飯再解禁
010 聰明吃法的規則❸ 先從配菜開始吃，吃到一半以後再吃飯 31

加法飲食的訣竅！
盡量避免統包型（ALL IN ONE）的食物
011 聰明吃法的規則❹ 無法後食的蓋飯類，先將飯與菜分開 33
012 實驗！遵循「加法飲食」與「後食」，真的會瘦下來？ 34
013 運用「加法飲食」打造出易瘦的體質！ 36
014 水果的醣是好醣，讓血糖值不容易上升 38
015 奇異果的加法飲食，才是聰明的吃法 40
016 總而言之「加法飲食」就是把△變成〇的聰明吃法 44

第2章 招牌菜色＋1 最強的「加法飲食」

017 停止飢餓循環的「加法飲食」竅門 48
加法竅門！① ＋1省事不費力的蛋白質
018 速食杯麵＋水煮蛋·起司 50
019 冷凍炒飯＋荷包蛋 52
020 即溶速食湯＋熱牛奶 54
021 冬粉湯＋炸雞塊 56
022 將沙拉雞肉塊和起司、蛋，加入義式蔬菜湯！ 58
加法竅門！② ＋1先吃的「加法飲食」
023 番茄義大利麵＋希臘優格 60
024 吃甜點之前＋堅果 62
025 蛋白質多的便利商店便當＋奇異果 64
026 拉麵＋玉米之外的配料全部都加上去 66
027 馬上就能派上用場的方便食材，盤點各式各樣的香味蔬菜！ 68
028 70
029 72
加法竅門！③ ＋1有嚼勁的配菜
030 胡蘿蔔絲炒牛蒡＋肉 74
031 烤肉＋包起來吃 76
032 漢堡肉餡＋根菜類 78
033 中式高湯＋醋、番茄、蛋 80
034 醋有益健康!? 對體脂肪、血壓和血糖值有良效 82
035 歐姆蛋＋蔬菜丁 84
036 鮪魚等魚貝類＋舞菇、金針菇及淋醬 86
037 涼拌豆腐＋和布蕪 88
038 90
附餐的加法竅門 ＋1點心也可以用上的美味
039 和菓子＋冷凍保存 92
040 希臘優格＋水果 94
041 撒一把果乾在優格裡靜靜放置一晚 96
042 在家裡也可以DIY！半乾水果乾的簡易做法 98
043 99
044 番茄汁＋蔬菜汁 100

045 洋芋片＋蘸醬 102
046 自製蘸醬或蒜香橄欖油吃出時尚感 104
047 硬牛排肉×奇異果　組合起來 106
048 鳳梨和舞菇中也含有軟化肉質的酵素 108
049 咖哩×代替麵粉的寒天絲　組合起來 110
050 重新思考咖哩配料的選擇！清爽的湯咖哩也不妨一試 112
〔Column〕足立式飲酒法則
051 喝酒的時候也不忘加法飲食！搭配的下酒小菜是無柿種花生!? 114
052 飲酒的重點在於正確的飲用方式，而不是選擇哪一種酒 116
053 在居酒屋像這樣點菜、喝酒，才是取巧的聰明吃法 118
第3章 午餐外食族不可不知的擇食法則
054 該選哪一邊吃？　漢堡肉VS牛排 122
055 該選哪一邊吃？　馬鈴薯燉肉VS壽喜燒 126
056 該選哪一邊吃？　煎餃VS燒賣 130
057 該選哪一邊吃？　咕咾肉VS青椒肉絲 134
058 該選哪一邊吃？　麻婆豆腐VS肉豆腐 138
059 該選哪一邊吃？　天婦羅VS炸魚排 142
060 該選哪一邊吃？　親子蓋飯VS牛肉蓋飯 146
061 該選哪一邊吃？　吐司VS可頌麵包 150
062 該選哪一邊吃？　日式炒麵VS廣東炒麵 154
063 該選哪一邊吃？　高脂肪冰淇淋VS牛奶雪糕 158
第4章 從今天開始實踐足立式的聰明吃法
064 養成定時器和料理一起上桌的習慣 164
065 在炸豬排店，少吃白飯，多補充一些高麗菜 166
066 點用酒館的沙拉，要求淋醬另外放，再加點橄欖油 168
067 成年人應選擇「嚼勁十足」的食物，跟「鬆軟滑嫩」說Bye-Bye 170
068 熟齡朋友到燒肉店點菜，牛五花少點些，內臟類多一點 172

069 要吃炸物，選天婦羅不如選炸魚排，選炸魚排不如選炸雞塊，選炸雞塊不如選素炸 174
070 點烤雞串的通關密語是「鹽少放點！」 176
071 說到青菜的選擇，山茼蒿是最佳首選 178
072 吃水果不會得糖尿病！蘋果和奇異果最值得推薦 180
073 做些彩色蔬菜放著，當作常備菜吧！ 182
074 醋拌涼菜好料理！混合醋與水果的創新口味 184
075 加進羊栖菜，嚼勁和膳食纖維都UP！ 186
076 山藥泥和納豆等「攪拌系」不要加在飯裡吃 188
077 今天起，丟掉用湯匙吃飯的習慣吧！改用筷子吃咖哩飯 190
078 去壽司店，吃了生魚片，再專挑高單價壽司下手 192
079 味噌豬肉湯不是湯，把它當作一道好菜吧 194
080 馬鈴薯燉肉的肉多放一點，高湯發揮功效的馬鈴薯燉「肉」 196
081 醬油的聰明用法：十大高明的減鹽技巧 198
082 味噌的使用順序!? 起鍋前才用的減鹽技巧 202
083 學起來，廚藝立刻升一級！高湯的聰明用法 204
084 點心是瘦身的夥伴！基準值為一天二〇〇大卡 206
085 每天一撮堅果當點心 208
086 巧克力種類繁多，選擇半苦口味！ 210
087 控制優格，瘦身更拿手 212
088 喝酒的時候要注意下酒菜比酒的種類更重要 214
089 在酒館裡要注意小菜！從沒加砂糖的菜吃起 216
090 美乃滋的熱量減半？ 218
091 美國名媛貴婦趨之若鶩的健康零食 220
092 食材散發出鮮甜味的話，就能減鹽 222
093 在和食中加入異國料理 224
094 想吃鯖魚，不要用味噌煮，改用鹽烤 226
095 既然都要花時間，就來實踐有禮、高雅的「貴婦吃法」！ 228
096 如果要選豆漿，牛奶就夠了！ 230
097 與好友吃飯會改變飯後高血糖嗎？ 232
098 蕎麥湯如糖汁！ 233
099 南瓜是蔬菜？配菜？不對，它是飯 234
100 口味清爽的關東煮也有不健康的一面 235

第 1 章

什麼是專家也在學的「加法飲食」？

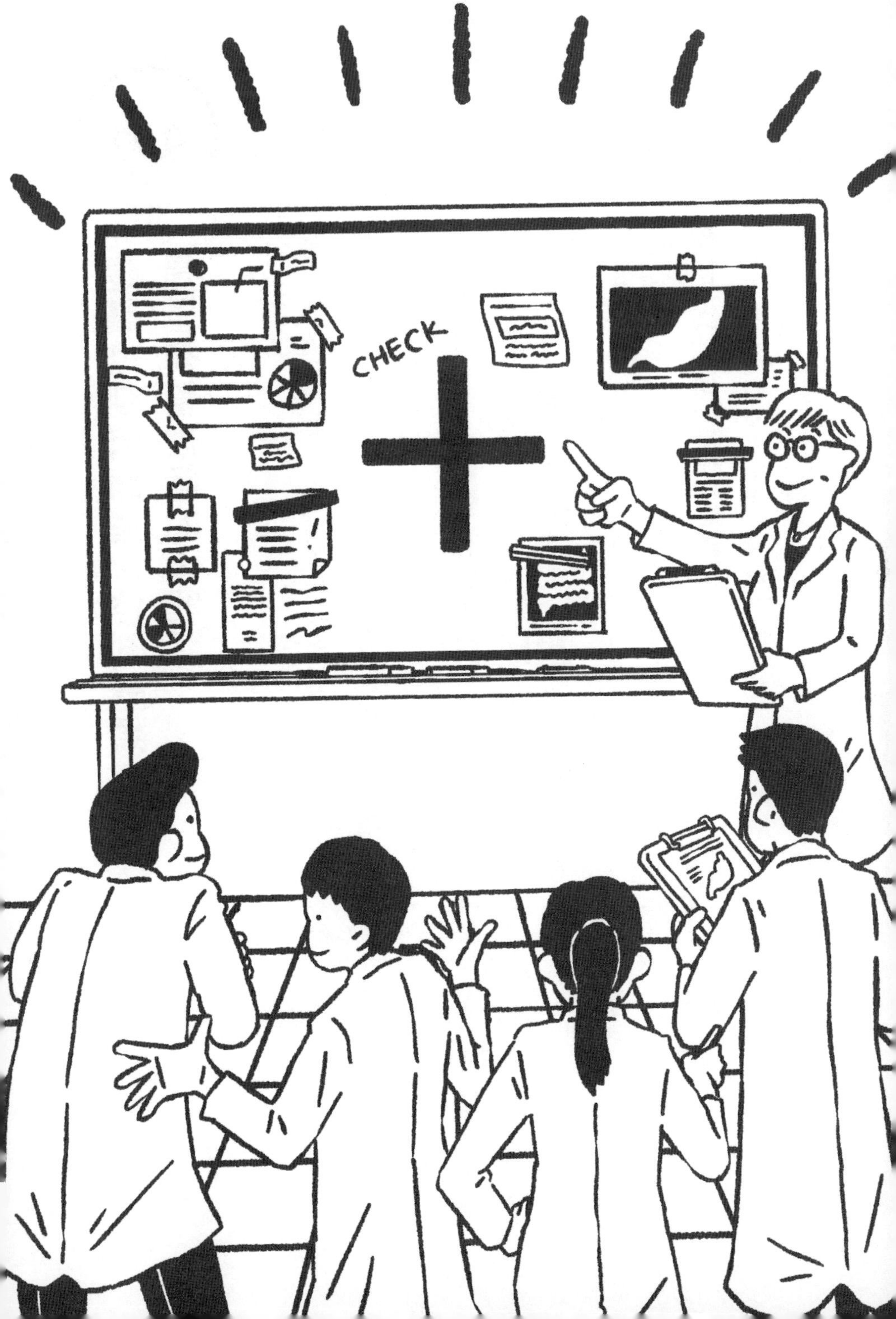
CHECK

001

建議控制卡路里、控制醣類，是營養管理師的大罪惡

我是個營養管理師，平時的工作就是指導在醫院住院的病人和一般民眾，如何進行營養管理。多數的營養管理師，為了病患的健康，都會指導他們安排規畫的方法，教他們如何吃、吃什麼比較好。

臨床指導的基礎，是**提出不可吃的食物**，像是「不可以吃鹽，請禁鹽」、「有糖尿病的人，不要吃水果以免發胖」等「**減法飲食**」的做法。

我自己以前也提倡過「減法飲食」的健康法，建議大家「控制卡路里」、「控制醣類」。但是，我認為這是「營養管理師的大罪惡」。

最大的罪惡，是「控制卡路里」。

減法飲食的考量標準是熱量管理，而不是營養素的攝取，這個不能吃，那個也不能

吃，充滿了「減法」的思維模式。近幾年再加上醣類控制，醣類不能吃、水果不能吃、鹽分不能吃、脂肪不能吃、膽固醇不能吃……**提出來的全是食物的壞處，到最後都不知道還可以吃什麼了。**

在減重方面，並不是徹底的否定控制卡路里與控制醣類。只要控制醣類兩年就看得到成效，**但是如果沒有持續下去，六年後就會復胖**。此外，控制脂肪的減重方式，據說不論在兩年後或六年後，都沒有效果。

那怎麼辦呢？答案就在本書所要介紹的「加法飲食」，並且**一輩子都要時刻放在心裡**。

減重期間不必排除碳水化合物，在本書中，我想教各位「＋ α」的飲食法，以幫助我們「與醣為友」。

醣類真的是避之惟恐不及的壞蛋嗎？水果也會造成血糖值升高嗎？**我的答案是：「沒有那回事。」**

我和同為營養管理師的朋友反覆實驗的結果，發現敵人在別的地方。接下來我就要介紹如何拋開「醣是敵人」的思維，進而與醣化敵為友的方法。

002

與醣為友，不以它為敵的飲食法

極端「控制」攝取某種食物的飲食法，有可能會造成營養不均衡。我們每天都要吃東西，極端的方法很難持久。

那麼，我們應該如何與醣為友，而不是去控制它呢。

說起來，醣類本來就是身體必要的營養素。

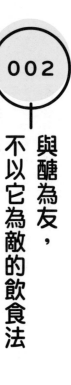

進入體內的醣類，到了小腸會變成葡萄糖而被身體吸收，經過血管，送到各個器官成為營養。大腦需要葡萄糖才能運作，肌肉也會吸收葡萄糖，而多餘的就會轉化成三酸甘油酯儲存起來。

進食的時候，胰臟會分泌胰島素，保持血糖值的穩定，但是醣類攝取過多，血糖值就會快速飆升，這時多餘的醣就會轉成脂肪儲存起來。抑制血糖的飆升、急降十分重要，

比起醣類本身，飯後血糖值才是肥胖或威脅健康的大敵。

敵人不是醣類，而是飯後的血糖值，現在搞清楚敵人是誰了，就可以思考對付它的辦法。

這裡的重點是，不要考慮「不能吃這個」、「不能吃那個」的減法飲食法。蛋白質、醣類、脂肪、各種維生素、各種礦物質與膳食纖維等，都是我們身體必需的營養素，只有均衡攝取這些養分，才能打造出健康的身體。

採取「減法飲食」的做法，做菜用的食材種類就會變少，食材種類太少的話，就很難攝取到均衡的營養；而且不忍耐、不強迫，才是沒有壓力，能夠長久維持的不二法門。

若想保持均衡的飲食，不要禁吃碳水化合物，只要控制飯後血糖的上升就行了。有一種方法不需要禁吃所有醣類，仍然可以抑制飯後血糖值的上升。它就是「加法飲食」。

不需要什麼特殊的祕方，只要在一般日常的食物中，將某種食材「＋1」就是加法飲食的方法了。

003

四十歲以上的日本人，每五人中就有一位出現飯後高血糖

你知道自己的血糖值嗎？所謂飯後高血糖，指的是用餐後血糖值升得過高，要經過相當的時間，才能回到正常範圍。

據說四十歲以上，五個人中就有一個人是飯後高血糖。尤其在空腹時血糖值都很正常，但是飯後血糖卻處於飆高的狀態，這種現象叫做「隱性飯後高血糖」。

我們來比較一下正常人的血糖圖表。飯後高血糖的人，平常血糖值都沒有問題，所以起始位置大致相同。但是吃完飯後，血糖值上升到140mg/dL，這種狀態若置之不理，因動脈硬化等引發致死性併發症或阿茲海默症的可能性將會增大。

只著眼於卡路里，控制攝取熱量的飲食法，並不能抑制血糖值快速上升，可以說是一種卡路里適中，但是血糖值容易飆升的飲食方法。

什麼是飯後高血糖？

飯後的血糖值升到 140mg/dL 以上，叫做「飯後高血糖」。出現這種症狀時，胰島素的效用會變差，胰島素分泌量也容易降低。

有飯後高血糖症狀的人，即使平時的血糖值與一般人無異，但血糖值會比一般人容易暴衝，快速上升，又快速下降。

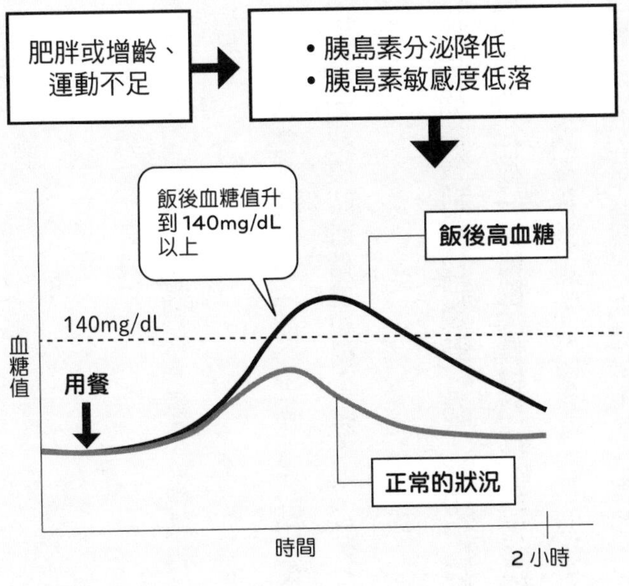

004

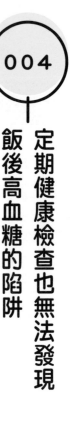

定期健康檢查也無法發現飯後高血糖的陷阱

定期健檢的血液檢查，除非已經是糖尿病患者等，否則大多數人都會被告知「沒有問題」。即使看了檢查報告，也找不出異常。

在做例行性定期健檢的血液檢查前，通常會被叮嚀「前一天晚上八點之後不要進食」，以便測量空腹狀態下的數值。由此得知空腹時血糖值和糖化血色素（HbA1c），並且透過這個健檢判定是否罹患糖尿病。

但這個數值是空腹時的血糖值，無法得知飯後血糖如何變動。為了找出「隱性飯後高血糖」，我們需要飯前與飯後的血糖值。然而，任何一家醫院的健檢都找不到這樣的數值。

所以幾乎所有人都在不知情的狀況下，繼續維持著會造成飯後高血糖的用餐方式；而營養管理師當中也有人有飯後高血糖。由於在平時的定期健檢中無法查知，使得「飯後高血糖」成了一個棘手的問題。

正常型含括的「隱性飯後高血糖」

一個飯後血糖值高的「隱性飯後高血糖」者，即使現在沒有罹患糖尿病，如果生活習慣再不做些調整，很可能就會發展成糖尿病。空腹時血糖值即使未達 110 mg/dL，也會因飯後的血糖值而成為糖尿病潛在患者。

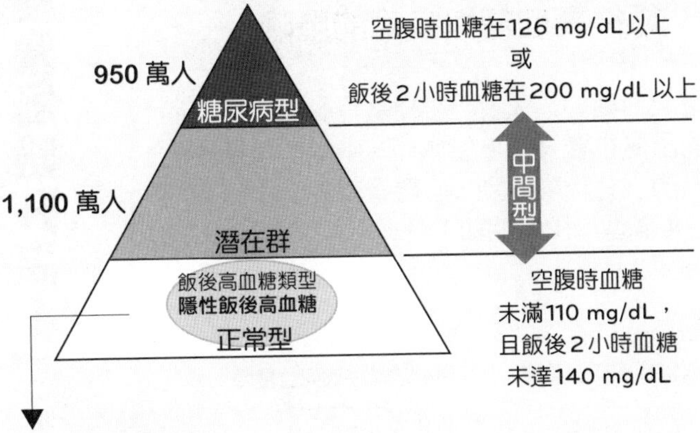

你有沒有這些症狀？
- 吃完飯就很睏
- 容易疲倦
- 經常口渴

※ 依據 2012 年國民健康營養調查

005

有「飯後高血糖」症狀 會讓失智症、心肌梗塞風險升高！

糖尿病本身並不是一種會令病人感到疼痛或痛苦的疾病，所以，如果在未察覺的狀況下，沒有能夠好好處理，便會提高引發動脈硬化等致命併發症的危險性，也會出現失明、腎衰竭、壞疽等三大併發症，或者是心肌梗塞、腦中風等血管系統的疾病。

另一個重點是，有飯後高血

飯後高血糖與疾病的風險

飯後高血糖的人，因心肌梗塞等心血管疾病而死亡的風險也會升高。空腹時，中間型與糖尿病型的風險沒有什麼差別，但看看飯後 2 小時的血糖值，中間型的風險明顯上升。

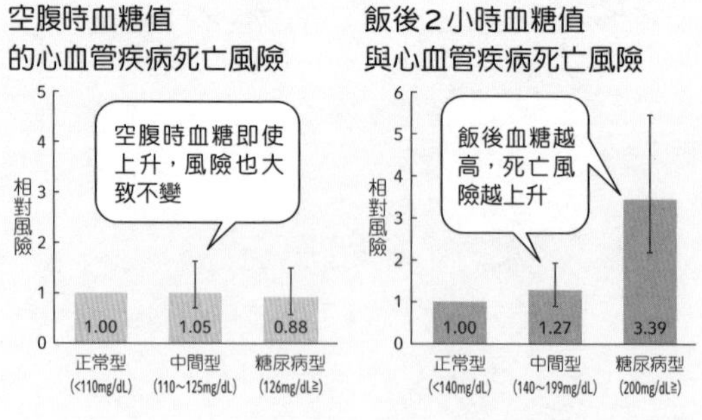

※ 依據 Diabetologia 47: 385-394, 2004 繪製

糖症狀的人，因心肌梗塞等心臟疾病而死亡的風險也會升高。

只看空腹時血糖的話，不論正常型或糖尿病型的人，風險都差不多。但是如果用飯後高血糖來做比較，糖尿病患者的風險比起正常型就瞬間飆升。

還有現代人的一大問題——阿茲海默症。我們可以發現用空腹時血糖來比較，它的風險也沒什麼差別。但是，飯後高血糖的發病風險明顯升高。

飯後高血糖與現代人的健康問題關係密切，所以，控制飯後高血糖將可幫助人們走向健康之路。

飯後高血糖也影響到阿茲海默症的發病風險，空腹時血糖略高的中間型，風險都差不多。但是飯後 2 小時，有飯後高血糖的人，風險便會升高。

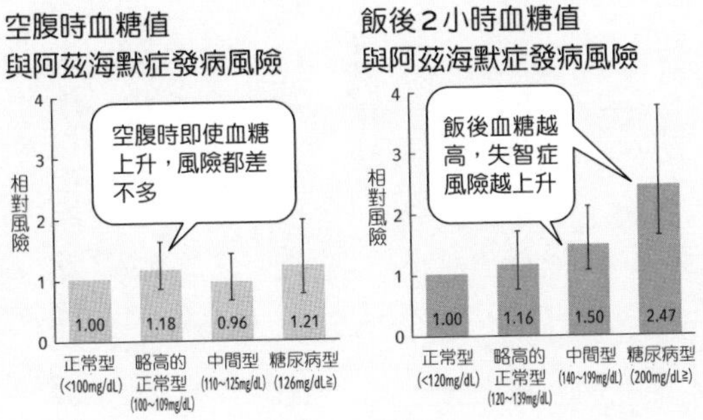

※ 依據 Neurology 77: 1126-1134, 2011 繪製

006 只有「加法飲食」才能守護人生

以前的瘦身方法、健康法經常都會勸大家「控制卡路里」，所以很多女性總會想說「早餐和午餐吃了○○卡路里，晚餐就不要吃了吧！」，但是前面也說過，控制卡路里會造成營養失調。

此外，「控制醣類」是一種嚴格限制米飯、麵包，甚至馬鈴薯、胡蘿蔔等含醣類蔬菜的方法。另外還有「輕斷食」、「不吃早餐」、「蘋果瘦身」等減重法。

但是你真的能一輩子過這樣的生活嗎？

控制食量的做法很難持久，中途放棄的例子不勝枚舉，甚至因後座力而吃得更多，最後出現復胖的情形。

這些例子的共通點在於「減法飲食」，而我向專家們上的課卻是「加法飲食」。

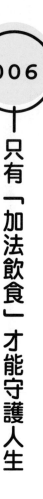

「加法飲食」中沒有「不能吃那個、不能吃這個」的說法。我們不去否定大家平常習慣吃的食物，而是在飲食中加一點別的材料，建議患者「既然要吃這個，何不＋1吃吃看」呢？

例如，只吃麵或御飯糰僅有單純醣類的餐點，乍看可能覺得血糖值會快速上升，但如果吃完後會去運動的話，醣類的量就會趨於適當。不運動的時候，也不用限制，重要的是追加蛋白質、油和黃綠色蔬菜，讓它巧妙的與油脂結合。

加法飲食雖然多少會出現卡路里過量的情形，但是可以控制血糖，也比較有飽足感，就結果來說，身體會變健康，也能夠瘦下來。

但是，別以為只要用加法飲食，就不用管卡路里，吃過量也沒關係哦！吃太多的話，不論用什麼方法都會變胖，要特別小心。

只有加法飲食，才是不會復胖的終極、簡單的瘦身術，它能幫我們塑造健康的身體。

007

該選哪一邊吃？

炒飯	or	白飯

A.炒飯

巧門在這裡

問題來了！吃哪一種，血糖值不會上升？採用加法飲食，不必控醣

白飯是醣類，換句話說，它會成為「快速能量來源」，是一種會讓血糖急速上升的食物。

「我想吃飯，但是必須忍著不吃嗎……」

這是一般的「減法飲食」，但是「加法飲食」不同，它是在白飯上做加法。這裡即將登場的是油。使用富含不飽和脂肪酸的橄欖油或亞麻籽油等。

用油將白飯包覆起來，做成炒飯。白飯與油脂混合後，會減緩消化吸收的速度，可抑制醣類引起的血糖飆高。而且炒飯裡放的蛋、火腿和蔬菜，也都有助於營養的均衡。

這裡要注意一點，有人可能會問說，「我喜歡吃白飯，一定要做成炒飯嗎？」沒有這回事，用油包覆只是加法的一個例子。例如，在配菜上多用點油，跟白飯一起吃，也可以成為加法飲食。

加法飲食的訣竅！

碳水化合物加了油進去，飯後血糖不容易升高

008

聰明吃法的規則❶ 碳水化合物與油一起攝取

醣類跟油一起攝取時，飯後血糖值的上升速度，會比只攝取醣類緩慢。

下面這張圖表顯示，只吃白飯與將白飯用橄欖油炒過再吃時的血糖變化。

有些人或許會說，攝取油脂的話，卡路里會增加。但是加了油之後，比較有飽足感，下一頓飯就不會暴飲暴食，也會減少零食，就結果來看，比較不容易變胖。

碳水化合物與油的加法飲食

醣類跟油一起攝取時，飯後血糖值的上升速度，會比只攝取醣類緩慢。飯後30分鐘就可以看出差距。

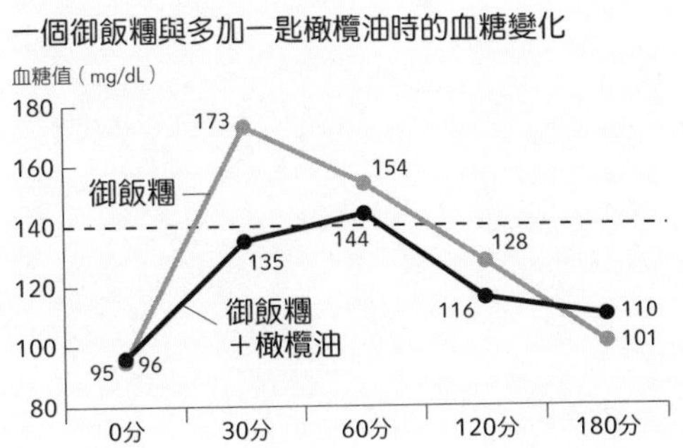

提供：足立香代子

加法飲食的訣竅！

碳水化合物加上膳食纖維，飯後血糖不易上升

009 聰明吃法的規則❷
碳水化合物加膳食纖維一起吃

接下來要加進碳水化合物的，是膳食纖維。膳食纖維和油一樣，加在碳水化合物中可減緩飯後血糖值的上升。

舉例來說，你有沒有吃過便利商店的便當充當午餐呢？幕之內便當的組成大致都是一半飯一半配菜，但是一般便利商店的便當，恐怕很難說含有豐富的膳食纖維吧。

因此，可以再追加補充奇異果之類的水果。水果中含有的果糖是低GI，血糖上升低，而且含有豐富的膳食纖維。

此外，菇類的膳食纖維也很豐富，可延緩醣類的吸收消化。尤其是舞菇，含有提高胰島素效能、控制血糖的成分，是我最推薦的加法食材之一。

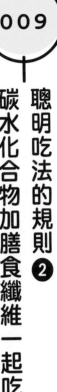

加法飲食的訣竅！

先吃完三分之二的配菜，米飯再解禁

010

聰明吃法的規則❸ 先從配菜開始吃，吃到一半以後再吃飯

聰明吃法一定要牢記的重點是「碳水化合物後食」。

平常用餐時，你的進食順序是什麼？先吃一口菜，接著吃飯，再喝一口湯，再吃菜……交互輪流著吃，是嗎？米飯與配菜交互輪流的吃法，叫做「均等食法．三角食法」。

另一種「碳水化合物後食」的吃法，則是先吃配菜，米飯稍後再吃。這麼做，胃的出口會被含油脂的配菜阻礙，讓碳水化合物進入身體的時間加長，延緩血糖值的上升。但為了維持餐食的可口，可以先吃三分之二左右的配菜，再開始吃米飯，這時配菜還有剩，不會落得只能扒飯的地步。

建議使用桌上定時器做為衡量的標準，如果我們把用餐時間定為二〇分鐘，則進食十五分鐘後再開始吃米飯，這樣就很好掌握了。

加法飲食的訣竅！

盡量避免統包型（ALL IN ONE）的食物

011

聰明吃法的規則 4 無法後食的蓋飯類，先將飯與菜分開

「碳水化合物後食」首要注意的是蓋飯（丼飯）。比如牛肉蓋飯或親子蓋飯，都是將配菜直接放在飯上，吃的時候很難分先後。因此，聰明吃法要在「後食」上花點心思。

牛肉蓋飯的話，配料一般都盛在飯上，所以在點餐時，請店家將飯與配菜分開放，就可以「後食」了。若是點其他蓋飯，像是海鮮蓋飯之類，不如就改成生魚片定食（套餐）。定食比較容易「後食」，是外食的建議選項。

而如果是點用咖哩飯、義大利麵、蕎麥麵，有時候套餐會附沙拉，或者蕎麥麵會搭配炸牡蠣或天婦羅等，要花些心思想想先從什麼開始吃起。

常見的宴會料理或正式套餐中，米飯或麵類等碳水化合物會在最後才上菜，這其實是最理想的順序。外食時，不只是米飯類，有用到砂糖的菜也應該「後食」，總之用餐時要留意如何進行「加法飲食」比較好。

012

實驗！遵循「加法飲食」與「後食」，真的會瘦下來？

我們在聰明吃法上要大家牢記「加法飲食」與「碳水化合物後食」兩種方法。於是，我和其他營養管理師進行了一項實驗，看看實踐後，飯後血糖值會有什麼樣的變化。我們是以均等食法攝取調整熱量為五〇〇大卡的節制飲食，與利用後食法加入低GI的奇異果、蔬菜、菇類等膳食纖維、油脂的狀況來進行比較。

其實在實驗之前，沒有糖尿病史的十名營養管理師，在吃下節制飲食測量飯後血糖時，有五名都出現容易轉變成糖尿病的「隱性飯後高血糖」症狀。從這個實驗中，我們發現了以往健檢時沒能留意到的事實。

營養管理師平時應該都攝取健康的飲食，連他們都有百分之五十有隱性飯後高血糖的話，可以想見日本「隱性飯後高血糖」的人應該相當多。

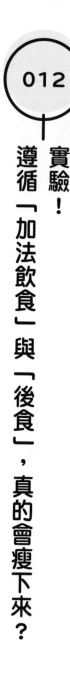

「加法飲食」與「後食」的實驗

對象

無糖尿病史的女性營養管理師 10 名
（BMI 25 kg/m^2 以下／30 歲以上 70 歲以下／飯後血糖在 140 mg/dL 以上）

方法

分成以下 4 種模式
① 以均等食法攝取節制飲食
② 以後食法攝取節制飲食，加 1 個奇異果
③ 以後食法攝取節制飲食，加 1 個奇異果與 15 克橄欖油
④ 以後食法攝取節制飲食，加 1 個奇異果與 15 克橄欖油，與蔬菜或菇類等膳食纖維 7 克以上

規則

- 後食：開始用餐後 15 分鐘再吃米飯。
- 奇異果最後再吃。
- 血糖值條件為空腹時 90 ～ 110 mg/dL，飯後每 30 分鐘測一次，連測 4 小時。
- 用餐時間為 20 ～ 30 分鐘。

013

運用「加法飲食」打造出易瘦的體質！

前一頁實驗結果，顯示為左邊的圖表。

①以均等食法攝取節制飲食的人，血糖值上升得快，峰值也大，與②③④「後食」碳水化合物的一小時後相比，可以看到差距頗大。血糖值急速上升，而出現血糖飆升的狀態。

另外三組採取「加法飲食」與「後食」的人，血糖峰值出現在一個半小時～二小時之後。也就是說，這種做法延緩了血糖值的上升。

進而再增加膳食纖維的話，可以發現下降的線也會變緩和。

其中數值最佳者為④，添加了油脂和膳食纖維。這表示雖然含有油脂，使得整體的卡路里增高，但是藉由後食與補充油脂、膳食纖維，使飯後血糖值不會急速上升，而成為合乎健康需求的飲食。

「加法飲食」與「後食」的血糖值變化

以下顯示 4 種模式的血糖值變化。

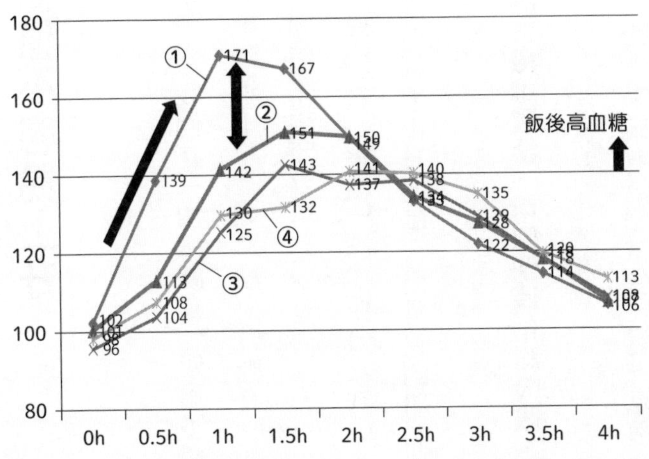

（提供：一般社團法人 臨床營養實踐協會）

① 吃完後血糖值立刻飆升。
② 血糖值的上升幅度受到抑制。
③ 與①相比，血糖值的峰值較晚出現。
④ 血糖值的峰值更晚才出現。

即使是控制卡路里的飲食，只要採取「均等食法」，血糖值都會快速上升，數值偏高。若是採取「後食」，並且加上奇異果和橄欖油等的「加法飲食」，在膳食纖維與油的影響下，峰值較低，下降也較為緩慢。

014 水果的醣是好醣，讓血糖值不容易上升

在前面的實驗中，我們在「加法飲食」使用了奇異果。

「水果是甜的，難道不會造成血糖上升嗎？」我想有些朋友會這麼認為吧。但是，「吃水果會胖」的想法是錯誤的。

水果有甜味，是因為「果糖」占了百分之六〇。果糖的GI值，比砂糖的成分蔗糖低，是一種不易讓血糖值上升的醣，而且它的甜味比砂糖更容易感受得到，所以實際的卡路里並不高。

再說水果的膳食纖維豐富，可幫助消化和吸收，即使吃過碳水化合物，也能延緩飯後血糖值上升。另外，它也富含維生素和鈣，不但有益美容，也能幫助鹽分排出體外。

但是，日本人的水果攝取量相當少，這一點很令人扼腕，希望大家多吃水果。一般水果都能直接吃，或是用在「加法飲食」當中，是一種十分方便的食材。

醣的種類

分類	種類	結構
單醣類	葡萄糖（Glucose）	碳水化合物的最小單位 ＊單醣類與寡醣類為水溶性，多醣類為不溶性
	果糖（Fructose）	
	半乳糖（Galactose）	
寡醣類中的雙醣類	蔗糖（Sucrose）	葡萄糖＋果糖
	麥芽糖（Maltose）	葡萄糖＋葡萄糖
	乳糖（Lactose）	葡萄糖＋半乳糖
多醣類	澱粉（Starch）	直鏈澱粉、支鏈澱粉
	糊精（Dextrin）	澱粉的分解生成物
	糖原（Glycogen）	動物的貯藏碳水化合物

蔗糖與果糖的差異

	名稱	甜度
蔗糖	砂糖、Sucrose	1.0
果糖	Fructose	1.2～1.5

015

奇異果的加法飲食，才是聰明的吃法

我們在血糖值變化實驗中使用了奇異果。事實上，它正好完全吻合聰明吃法。奇異果的GI值低，膳食纖維豐富，醣類被吸收速度較緩慢，可以延緩血糖值上升，不會發生血糖飆升的狀況。

一〇〇克奇異果中膳食纖維的含量，也大幅領先蘋果和香蕉。而且，奇異果所含的鉀，超過蘋果二倍以上，具有保持血壓正常的功效。除此之外，還含有豐富的鈣、維生素C、B_1、B_2等營養素，是進行聰明吃法的首選水果。

由於奇異果約一個手掌大小，一天可以吃到一～二個。

奇異果是飯後可簡單做加法飲食的食材，不僅是對付血糖值的利器，也能補充經常缺乏的營養素。

奇異果的營養素充足率

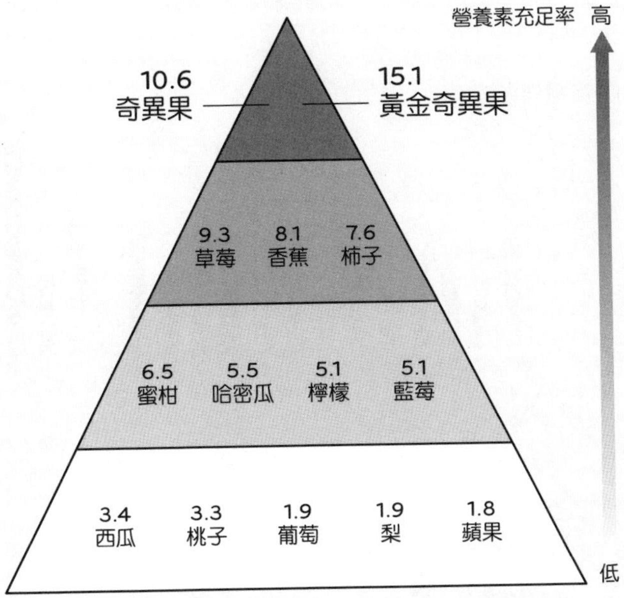

※ 資料來源：Zespri International(Japan)K.K.

營養素充足率，是以水果可食部位 100 克，算出可攝取到一天所需的維生素、礦物質及其他 17 種營養素的百分之幾，再取其平均值。從圖表中可以看出，奇異果的營養素充足率比其他水果高。

奇異果的膳食纖維和鉀含量

奇異果有豐富的膳食纖維，膳食纖維可以減緩醣類的吸收，緩和血糖值的上升。此外，奇異果也含有鉀。

膳食纖維的含量

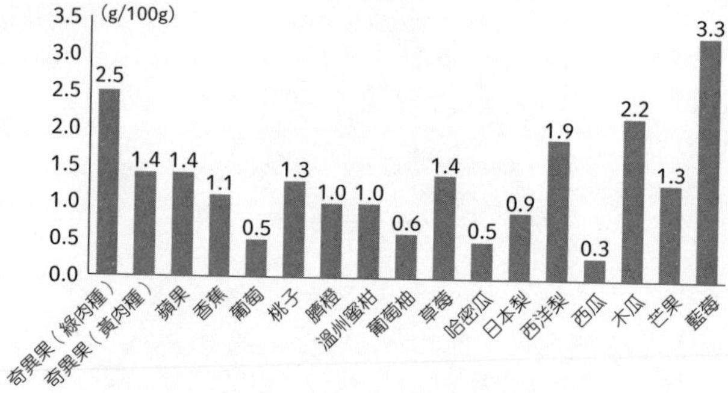

鉀的含量

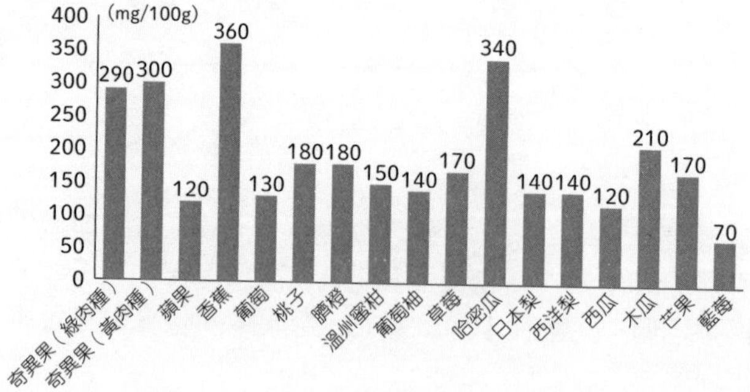

※ 引用日本食品標準成分表 2015 年版（七訂）製作

奇異果的維生素含量

由於奇異果可以生吃，不需要烹調或是水洗，所以可以有效率的攝取，不會流失維生素。其維生素 C、B_1、B_2 含量豐富，一顆就可達到 1 日份的維生素 C 攝取量。

維生素 C 的含量

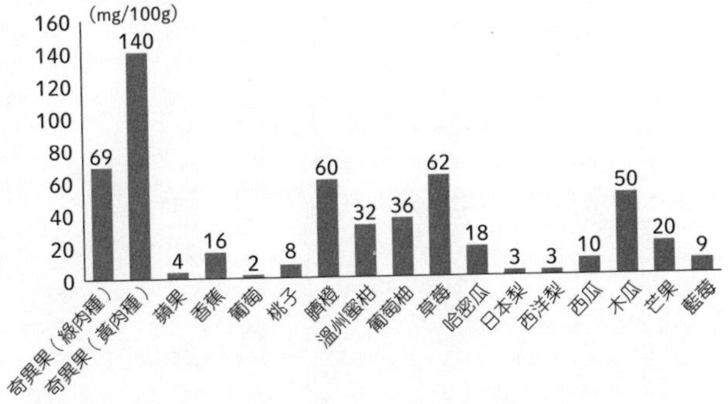

維生素 B_2 的含量

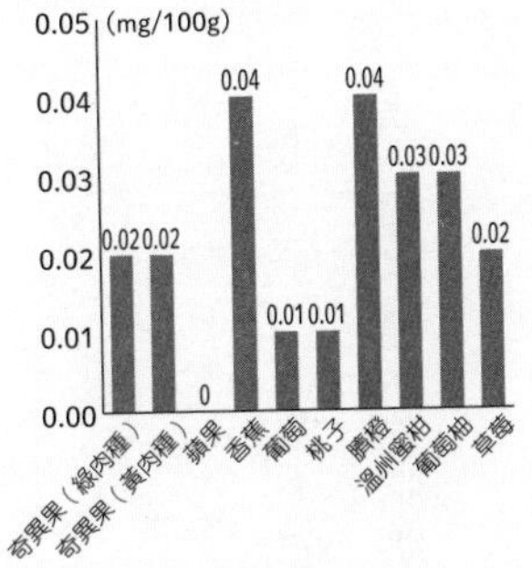

維生素 B_1 的含量

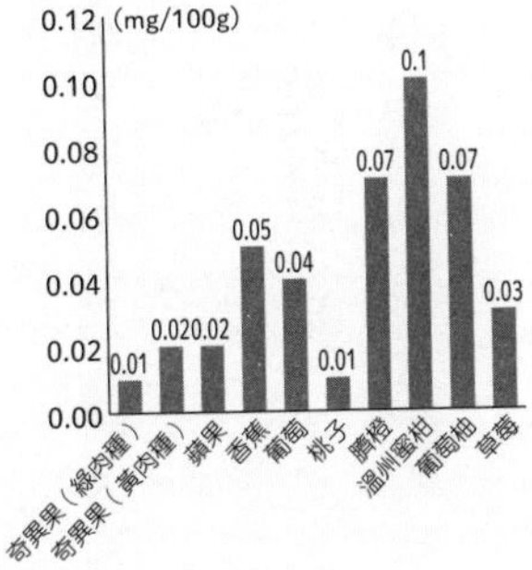

※ 引用日本食品標準成分表 2015 年版（七訂）製作

016

總而言之「加法飲食」就是把△變成〇的聰明吃法

如前面所說，控制卡路里或控制醣類的「減法飲食」，限制了「這個不能吃，那個也不能吃」，經常會出現營養失調的狀況。只有均衡的攝取蛋白質、醣類、脂肪、各種維生素、各種礦物質、膳食纖維，才能打造出我們的健康身體。

請想像一個雷達型圖表，營養素配置在圓的四周，如果能攝取足量的各種營養素，就會形成美麗的圓環。

接著我們將減法飲食的餐點，用雷達型圖表來顯示。此時會發現，不是呈現蛋白質的量太少，就是鹽分攝取過多等狀況，攝取的營養素量有高有低，形成鋸齒狀，怎麼看都不能稱為健康飲食。

「加法飲食」是從「〇〇不足，所以加××」或是「加了這個會更接近圓！」的概念出發的飲食法。藉由補充不足的營養，讓鋸齒狀的銳角消失，接近美麗的圓。

舉例來說，我們用清蒸蘿蔔來思考。

進行減法飲食的話，通常會因添在蘿蔔上的味噌太鹹，而決定放棄這道菜。但是少了味噌，只有蘿蔔和高湯加總起來，營養素的雷達圖表就會變成鋸齒狀。我們如果用加法飲食來思考，只要把味噌的量減一些，補上生薑和山椒葉，或是加入生香菇、昆布、蒟蒻等較有嚼感的材料，也是可以的。

其次，再用馬鈴薯燉肉為例。

一下鍋就加入調味料煮成的馬鈴薯燉肉，因為調味料的鹽分和糖分融入食材中，鹽和糖的攝取量會變得太多。就用油來做加法飲食吧！先用油把材料都炒過後，再倒入高湯燉煮，油會在食材表面包上一層膜，高湯就不會過度滲入食材。因此，雷達圖的鹽分和糖分都能大幅減少。

讓△的料理，藉由「加法」讓它接近○，就是「聰明吃法」。

第 2 章

招牌菜色＋1
最強的「加法飲食」

十一

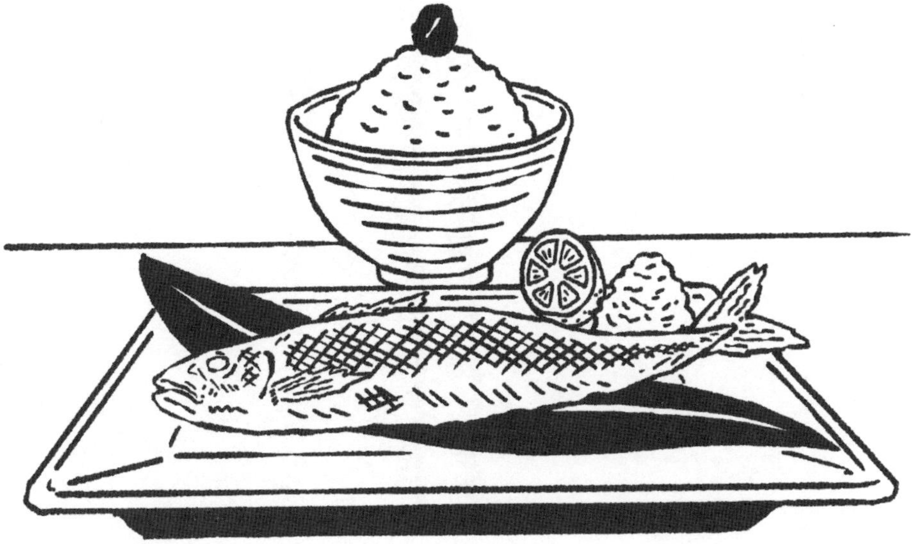

017 停止飢餓循環的「加法飲食」竅門

「加法飲食」的效果，不只是在飯後高血糖的控制，接下來，我會介紹可以在每日三餐實踐的聰明吃法，那就是「飽足感」。

碳水化合物很容易被身體吸收，成為能量來源，它會讓血糖急速上升，同時也急速下降。急速下降時，肚子就會立刻感到飢餓。所以，在碳水化合物上做加法飲食，就能變成有飽足感的餐點。

只要增加油脂和膳食纖維，就能延緩血糖值上升，而且油脂的消化吸收比較耗時，飯後的飽足感也會變好。有飽足感的話，就不會吃完飯很快就覺得餓了，想要吃點什麼，也可以防止下頓飯吃太多。這對減重十分重要。

再者，「加法飲食」使用的技巧，是「有嚼勁」的加法。

軟爛的食物很容易一口接一口的吞進肚子裡。譬如注入熱水就可食用的冬粉湯，沒有大塊的湯料，所以冬粉不用怎麼嚼，就可以隨著湯一起喝下肚。

這時的加法，是便利商店等會賣的沙拉雞肉塊。最近也有賣已經處理成雞肉絲的成品，只要直接拆開，倒入冬粉湯即可，十分簡便。一旦加入雞肉，就得慢慢咀嚼，光這麼做就能形成有飽足感的好餐點。

事先多準備像沙拉雞肉塊這種蛋白質豐富，可以用來做加法的食材，在飲食上比較方便。不只是肉或魚，大豆製品、雞蛋、乳製品，也都是適合「加法飲食」的食材。

蛋白質是構成肌肉、皮膚等人體全身的營養素。肌肉會消耗能量，蛋白質不足而肌肉減少時，飲食中攝取的能量就會在身體積存起來，變成脂肪。所以，蛋白質是打造健康身體不可缺少的營養素。

飽足感佳的餐食，可以滿足我們的口腹和心理需求。

接下來將介紹具體的加法飲食方法。

018

加法竅門！①

＋1 省事不費力的蛋白質

加法飲食的竅門

最適合忙碌的生活，只要倒入、添在上面的加法飲食

您午飯吃便當嗎？還是到便利商店買個御飯糰、三明治等果腹呢？我想，大家一定都有遇到過，因為工作太忙，抽不出時間吃飯，或是平時雖然自己下廚，但今天不想做飯的時候吧。

遇到這種狀況時，建議您可以試試接下來要介紹的不費工「加法飲食」。

無論是便利商店賣的杯湯或冷凍食品，**單吃這些東西，營養只有△，但如果加入其他食材，就能成為接近〇的餐點**。加法用的食材都很容易取得，不需要複雜的調理，只要倒入、添上就行了。

忙碌的時候、懶散無力的時候，更是要注重飲食，所以用餐時請多考慮聰明的吃法。

只要＋1，就能成為可以補充營養、有飽足感的餐點哦！

019

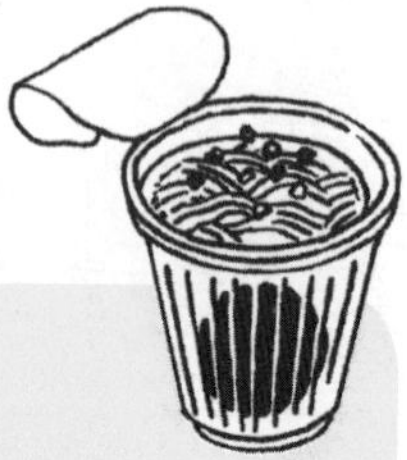

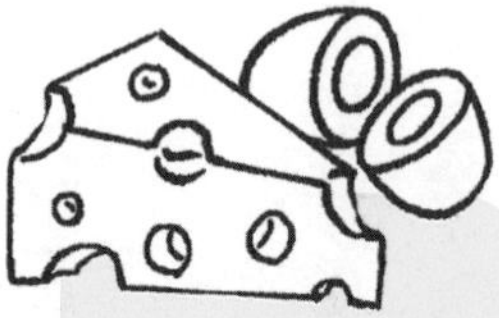

速食杯麵

+

水煮蛋・起司

=

碳水化合物

後食

巧門在這裡

用蛋白質阻止泡麵形成「飢餓的惡性循環」

想用家裡或公司儲存的速食杯麵，快速打發一餐的時候，只要花點心思，採取「食物應急處置」，就能切換成守護身體的一餐。

那就是……**補充起司或雞蛋等的蛋白質**。

速食杯麵幾乎全是由碳水化合物（醣類）組成，醣類會在飯後讓體內的血糖值立刻上升，同時當血糖迅速分配到全身後，血糖值又急速下降。也就是說，雖然吃泡麵馬上就能得到飽足感，但也會很快出現空腹感。**泡麵最可怕之處，就在於下一頓飯會暴飲暴食，或是不停的吃零食。**

要阻止這種「飢餓的惡性循環」，可以靠相當於蛋白質的起司和蛋。在將熱水注入速食杯麵後，放入水煮蛋和足量的披薩用起司，補充蛋白質與脂肪，以減緩血糖值上升的速度。這樣不但峰值不會過高，下降速度也會形成和緩的曲線。但是，同樣的，必須遵守起司和蛋先吃，「碳水化合物後食」的規則。

020

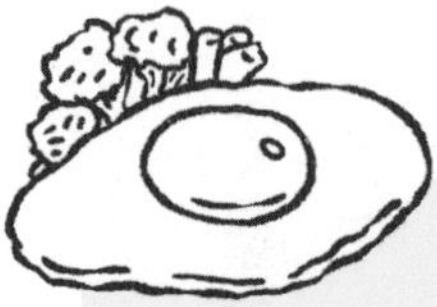

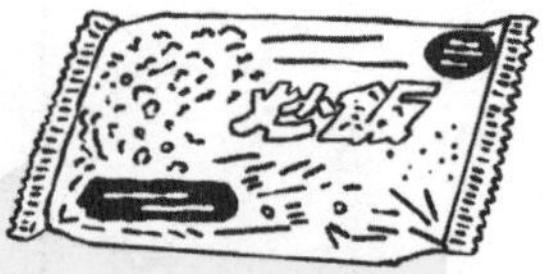

冷凍炒飯

＋

荷包蛋

＝

碳水化合物
後食

巧門在這裡

在碳水化合物中加入膳食纖維！冷凍食品也能變身「加法飲食」

冷凍炒飯可以保存在冰箱的冷凍庫，想吃隨時就能吃到，十分方便。雖然冷凍炒飯裡有添加什錦或海鮮，但是分量都很少，絕大部分還是碳水化合物。在這種碳水化合物中，建議的加法食材是雞蛋的蛋白質。平底鍋熱點油，煎個荷包蛋，添在炒飯上，不僅能攝取到蛋白質，同時也吃進油脂。

中式炒飯常給人很油的印象，應該有很多人都覺得它是「減重大敵」吧。所以一般人常會有個成見，就是白飯肯定比炒飯更健康。但實際上，炒飯因為有油包裹，再加入蔬菜丁和火腿，所以飽足感較佳，營養也均衡，是相當好的料理。

不過由於炒飯會將米飯與配料混在一起，很難「後食」碳水化合物，而會變成均等食法。因此在用餐時，請先吃掉放在上面的荷包蛋，也可以花點心思，買一盒沙拉回來，淋上橄欖油先吃掉，這樣就沒問題了。

021

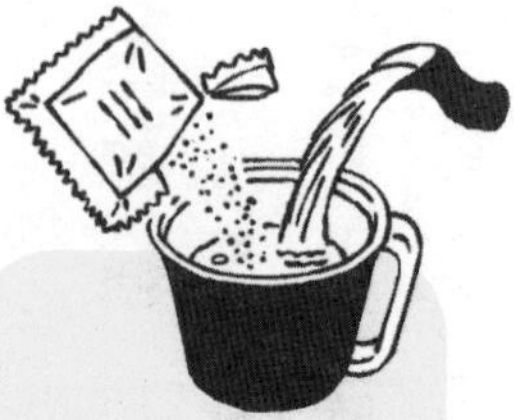

即溶速食湯

＋

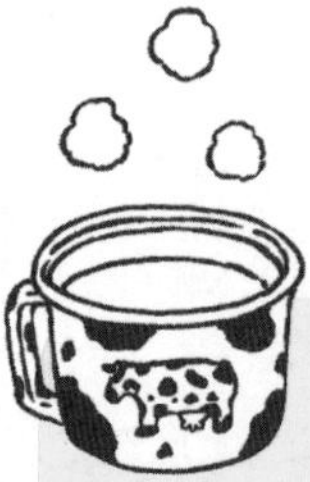

熱牛奶

＝

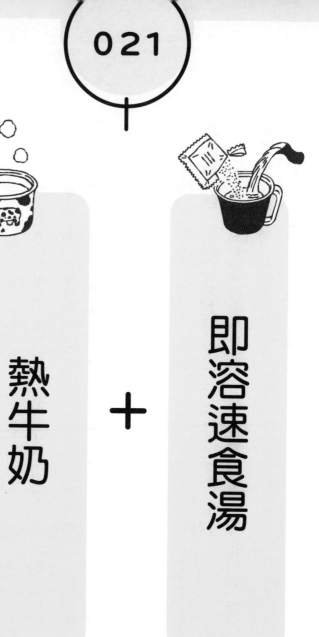

巧門在這裡

沖泡時加入熱牛奶，而不是熱水，將它變成濃郁又溫潤的濃湯

熱水沖泡的即溶速食湯，有許多不同的口味。靠便利商店解決午餐，想要來杯熱湯暖暖胃的時候，這種湯相當方便。但是，這類速食湯本身的營養價值並不算高。那麼，我們該採取什麼樣的聰明吃法呢？

建議可以用熱牛奶沖泡。蛋白質與乳脂肪給予很好的飽足感，又能補充鈣質，所以用牛奶代替熱水，是加法飲食上相當簡單的方法。

而且有些人會認為，用熱水沖泡，滋味會變得稍嫌稀薄吧。**用熱牛奶沖泡的話，還可以增添濃稠度，變成美味的濃湯**。

使用牛奶沖泡時，應先用鍋子或微波爐熱過，否則溫涼的牛奶會容易讓粉末結塊。此外，若不想產生粉塊，最好是先放粉，接著再倒入牛奶，沖泡效果會比較好。

022

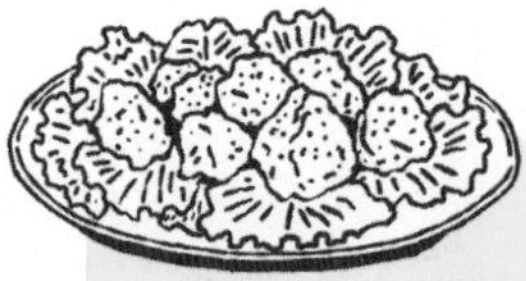

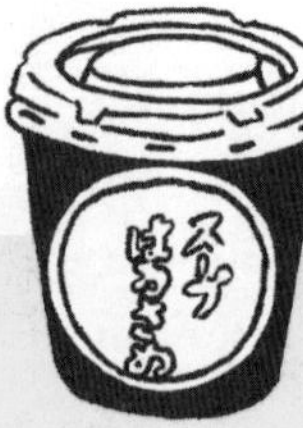

= 炸雞塊 + 冬粉湯

碳水化合物
後食

巧門在這裡

冬粉湯的飽足感不佳，補充雞肉，組成可吃飽喝足的湯品！

在便利商店裡面販賣的杯湯，常以「零卡路里」、「減鹽」、「蔬菜豐富」等行銷字眼吸引消費者。尤其是以「健康又適合瘦身！」為理由而大受女性青睞的「冬粉湯」。

但是依我的看法，它絕對不適合瘦身。冬粉湯的確熱量低，可是冬粉的成分是澱粉，消化吸收快，所以飽足感並不好。而且如果只是在意卡路里，就會變成減法飲食。

因此，冬粉湯的加法食材，就是同樣在便利商店可以買到的炸雞塊。把它切成適當大小，放入冬粉湯中，即使忙碌的時候也可以立刻添加。

而濃湯或義式蔬菜湯裡雖然放了蔬菜，還是建議再加入雞塊，以攝取足量的蛋白質，不但可以吃得很滿足，也是一頓飽足感佳的餐點。

023 將沙拉雞肉塊和起司、蛋，加入義式蔬菜湯！

義式蔬菜湯是以番茄高湯為湯底，加入各式各樣蔬菜的總匯湯。雖然可以吃到足量的蔬菜，可是蛋白質卻不夠。

所以，**在湯裡面加入蛋白質，或是將蛋白質與主菜、米飯搭配，組成營養均衡的完美餐點**。

由於義式蔬菜湯的菜料都已煮到軟爛，不妨再加入有嚼勁的雞肉，細嚼慢嚥吃下肚後，不但飽足感佳，也能快速變成補足蛋白質、維生素、膳食纖維的完美料理。

尤其，便利商店賣的沙拉雞肉塊或炸雞塊都很方便省事。另外，也可以放入起司、蛋和鮪魚罐頭。

說到濃湯，大家對它的印象多為附餐搭配的湯品，但**在「加法飲食」中，我們可以把它做成有嚼勁的「主食湯」**。

把濃湯變成能餵飽肚子的主食湯做法

將沙拉雞肉塊撕成小小塊，取適當的量放入義式蔬菜湯中。這種商品原本就已經調好味，所以不會讓湯的味道變淡，反而可以增添風味，而且正好補足原本缺少的蛋白質。若是去買雞肉，回來又切又燒的……實在有點麻煩，所以用現成的沙拉雞肉塊，就可以秒變主食湯，十分方便。

進而再加入披薩用的起司和蛋，不但能攝取蛋白質，也會增添風味的深度。

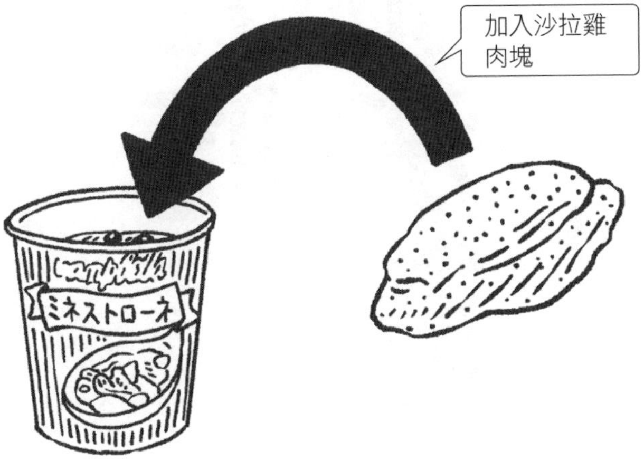

義式蔬菜湯會放進大量各種蔬菜丁，雖然很健康，但是蛋白質卻不夠。沙拉雞肉塊是便利商店的熱門商品，不妨利用它將「副菜湯」的印象，秒變成「主食湯」。

024

加法竅門！②

＋1先吃的「加法飲食」

加法飲食的竅門

吃碳水化合物之前，先採用加法飲食控制血糖值

吃米飯等碳水化合物時，務必實行「碳水化合物後食」。第1章中，我已經說過最好在配菜吃到三分之二，再開始吃碳水化合物。但是，像義大利麵、便利商店便當、拉麵等，以碳水化合物為主的餐點，這個法則就變得很難施行了。

這時候不妨「先吃」其他食材，來達成「碳水化合物後食」的規則。

應該「先吃」的，是蛋白質、膳食纖維和脂肪等食材，從中攝取得到其他營養素。吃完這些，再攝取碳水化合物，以這種方式達成「碳水化合物後食」的規則，便可延緩飯後血糖值的上升。

如果是在餐廳等處外食，點菜時可請服務生將主食的碳水化合物較晚送來，在吃咖哩飯之前先來一碗淋了橄欖油的沙拉；在義大利麵上菜前先吃點醃漬的前菜；在蕎麥麵送來前先吃炸天婦羅；在壽司之前先吃生魚片等。

025

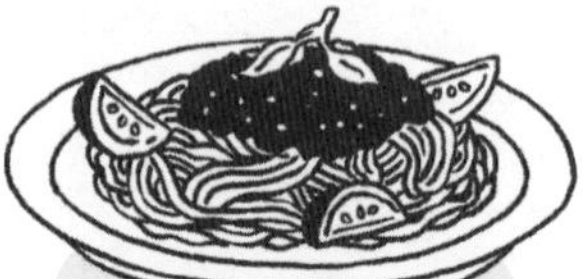

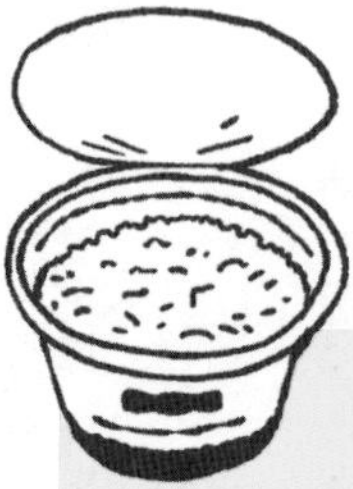

番茄義大利麵

＋

希臘優格

＝

碳水化合物
後食

巧門在這裡

吃番茄義大利麵前先來一份希臘優格，使碳水化合物變成後食

義大利麵是以碳水化合物為主的料理，配料也少，可以說是一種很難實行「碳水化合物後食」的料理。在這種狀況下，我們需要在碳水化合物入口之前，「加」吃一點別的。這時候選擇含蛋白質或脂肪的食物就沒錯。

吃義大利麵之前，我建議可以先來一客希臘優格。吃一份就好。希臘優格含水量少，所含的蛋白質比一般優格多，十二克就有二個蛋的蛋白質含量。而且原味希臘優格味道清爽，不會影響後面主餐的口味。

在義大利餐廳點正式套餐時，前菜、沙拉、主菜會先送上來，若是能吃到五六分飽，最後再吃義大利麵的話，就能達成「碳水化合物後食」。菜餚依順序端上桌，時間會跟著拉長，因而成為有飽足感的好餐點。當然，先送上桌的麵包也要留到後面再吃哦！

026

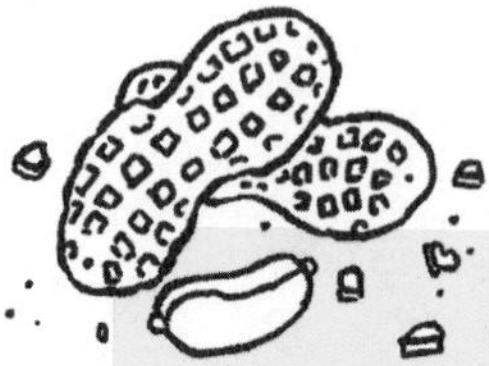

吃甜點之前＋堅果＝

碳水化合物
後食

巧門在這裡

一天二十顆左右的綜合堅果，可以消解甜點吃過量

有些人很愛吃泡芙、布丁、蛋糕等甜點，雖然它們不能每天吃，不過有在節制的話，偶爾吃一點是沒關係的。

吃甜點時也可以實行加法飲食。那就是**在甜點之前，先吃堅果的加法飲食法**。堅果類含有豐富的優質油脂，可防止吃甜點時血糖值突然上升，並且也能有很好的飽足感。

但是，請注意，攝取的堅果量不得超過二〇〇大卡。撒了食鹽的鹹味堅果會增進食慾，有時候一打開就停不下來，一口接著一口，所以盡量買不含鹽的原味綜合堅果比較好。

此外，雖然什麼種類的堅果都ＯＫ，但杏仁果的維生素Ｅ含量多，核桃有豐富的抗氧化物質，各有各的優點，因此最好各種堅果都吃一點。

027

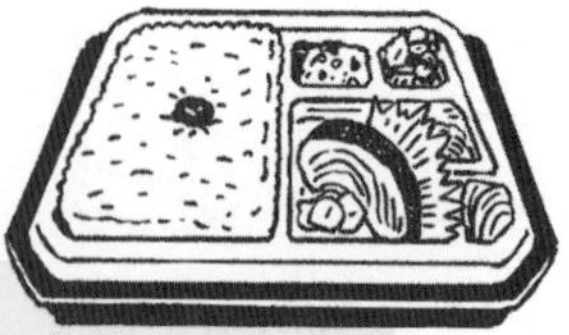

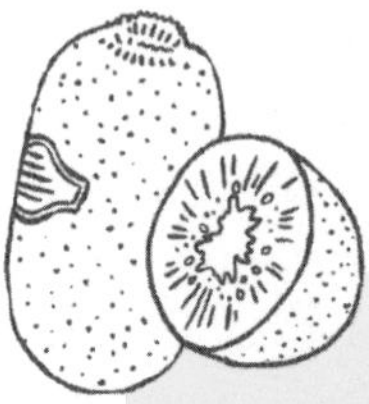

蛋白質多的便利商店便當 + 奇異果 =

碳水化合物
後食

巧門在這裡

在吃便利商店便當之前，先加吃一顆奇異果

我想有很多人都會用便利商店的便當打發午飯。除了幕之內便當之外，現在超商也會賣些焗飯或塔可飯等，選擇性十分多元。

如果便當裡放了含高蛋白質的配菜，那麼「碳水化合物後食」就容易多了。只要先吃便當裡的菜，之後再吃「碳水化合物」就行了。像是淋了醬汁的生菜沙拉，或含蛋白質的肉類、魚類，先吃去三分之二再吃飯。

第1章裡也介紹過飯後吃奇異果的方法。奇異果含有充分的膳食纖維，多攝取可預防飯後高血糖。吃的時候不用剝皮，切成兩半，用湯匙就可以直接挖起來吃，即使忙於工作，搭午餐吃也很方便。

重點是，吃完奇異果不要馬上就吃飯，盡可能先吃沙拉或配菜，再開始吃飯。

另外，選購便利商店便當要盡量挑肉或魚量比較多的。

028

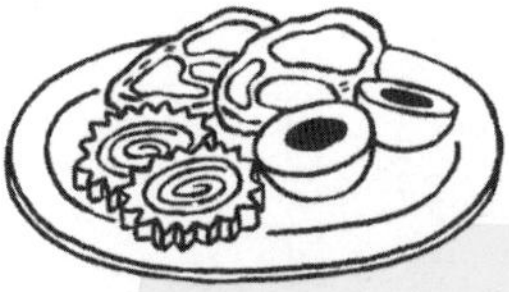

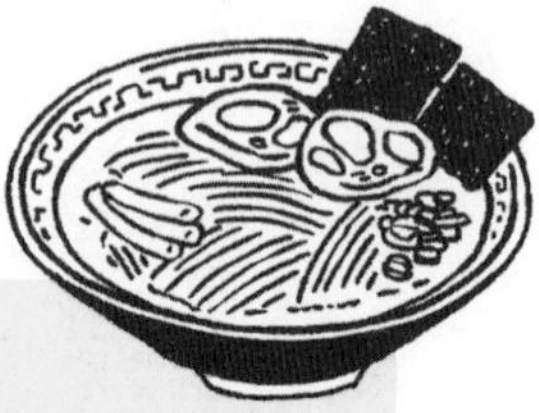

拉麵

＋

玉米之外的配料
全部都加上去

＝

碳水化合物
後食

巧門在這裡

去拉麵店用餐加點不要猶豫，海派配料儘管吃！

我想應該有相當多的人都喜歡吃拉麵吧。麵是碳水化合物，而且麵湯的鹽分高，一向被認為是不適合減重的食物。但是我們可以用個取巧的聰明吃法。

這裡的重點還是「碳水化合物後食」。雖然拉麵一端上桌，就很想馬上來個兩口，但是先忍耐一下吧。把點菜單拿過來，加點配料，組成一碗食材豐富海派的豪華拉麵。日式拉麵配料有叉燒肉、溏心蛋、筍干、菠菜、海苔、豆芽菜等，一張海苔和少量豆芽菜，營養價值並不高，但**先吃這些配料可以攝取蛋白質和脂肪，接下來再吃麵，達成「碳水化合物後食」的規則。**

不過要注意一點，那就是玉米並不是蔬菜，而是穀物、碳水化合物的食材。全部配料都加點是可以，但唯有玉米，最好還是盡量避開。

另外，湯也別喝完，以免鹽分攝取過量哦！

029 馬上就能派上用場的方便食材，盤點各式各樣的香味蔬菜！

香味蔬菜一如其名，就是「有香味的蔬菜」。只要在料理中加上那麼一點，就能增添香氣，是種具有促進食慾作用的蔬菜。它含有豐富的維生素，顏色鮮豔，可增加料理的彩度，氣味也能夠為食材提味，賦予料理多重的魅力，可以說是一種便利的食材。

日本料理方面，我們將它稱為「藥味」。代表性的香味蔬菜有茗荷、韭菜、鴨兒芹、紫蘇、大蒜等。另外還有水芹、生薑、芥末、西洋菜、巴西里、西洋芹、香菜、薄荷、羅勒、芝麻菜等，成為料理的提味材料。

不論是日本料理還是西式料理，都很方便加入，所以平時準備一些放在冰箱裡，巧妙運用，讓料理更上層樓吧！

代表性的香味蔬菜

香味蔬菜，便於為各種料理增添風味，只要加在旁邊，就能使料理提高一個檔次。

秋葵	含黏液素成分，帶有黏稠感。是水溶性膳食纖維，富含 β-胡蘿蔔素。
茗荷	帶著特有的清爽香氣，鮮豔的紅色為花青素，具抗氧化作用。
長蔥	成分含二烯丙基二硫，具有特別的辣味。
韭菜	綠色韭菜葉氣味強烈，常用來做成餃子的餡料。含豐富的 β-胡蘿蔔素和維生素 K，黃色的韭黃並不是另一個品種，而是在韭菜葉長出來之前，覆上遮光的黑布，因而長成顏色淡、葉片幼嫩的作物。
鴨兒芹	通常會加在清湯或親子蓋飯上，透過熱氣散發清香，含豐富 β-胡蘿蔔素。
紫蘇	綠紫蘇與紅紫蘇都是代表性的食用品種。綠紫蘇用於裝飾生魚片和冷豆腐，用途多而廣（放在生魚片角落有美化外觀、消除氣味、促進食慾的作用）。富含 β-胡蘿蔔素和維生素K。紅紫蘇經常用於醃漬梅干，也用來做紫色的紫蘇香鬆材料。
大蒜	氣味強烈，常會切碎放入油鍋加熱，讓蒜味轉移到油中。含有大蒜素，具促進醣類分解的作用。大蒜與含有豐富維生素 B_1 的豬肉一起吃，可以幫助 B_1 吸收。

030

加法竅門！③

＋1有嚼勁的配菜

加法飲食的竅門

提高配菜的嚼勁，更具飽足感與高滿足度

「加法飲食」不只是在補充不足的營養，運用加法飲食，還可以讓好餐點變得更好。這是加法飲食的魅力之一，也是減法飲食遠遠不及的。

同時，理想的加法飲食，特別要注意「嚼勁」。提高嚼勁，會拉長咀嚼的時間，讓飽足感更好，對飯後高血糖也有好處。

建議您在平時吃的軟嫩食物，或一口即可吞下肚的菜餚上做加法運算，增加它的嚼勁。它會成為滿足度高的菜餚。只要使用肉和蔬菜類、菇類等容易取得的材料，不用複雜的烹調就能夠完成。

吃完嚼勁＋1的配菜，再進行「碳水化合物後食」吧。

031

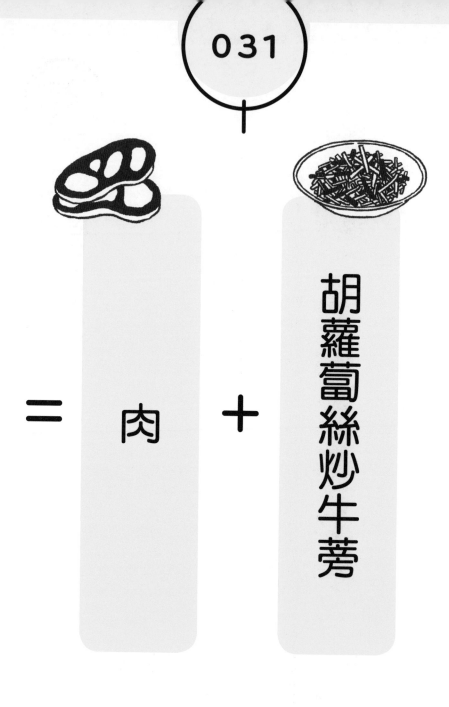

= 肉 + 胡蘿蔔絲炒牛蒡

巧門在這裡

胡蘿蔔絲炒牛蒡鹽分高，加上肉絲提升滿足度

做胡蘿蔔絲炒牛蒡要快炒，它的優點是加了油，而且嚼勁很夠。但是，接著又用砂糖調成甜鹹味了。如果是自己下廚，可以少放些砂糖，或是不用。但是市售的現成配菜無法改變調味，這時我們就來做「加法運算」吧。

將豬肉或牛肉切成絲，用滾水汆燙，與胡蘿蔔絲炒牛蒡和在一起就行了。也可以將青椒或甜椒切絲（配合牛蒡絲長度），用微波爐熱過，再與胡蘿蔔絲炒牛蒡和在一起吃。不但能增加蛋白質，顏色也更多彩。青椒或甜椒也可以稍微炒過，但不要炒太爛，以保持嚼勁。

如果冰箱裡有雞蛋，就打個蛋一起炒一下。只有水煮蛋的話，把它切碎撒在菜上面，也可以增加蛋白質。另外，沒有青椒，用萵苣生菜、鴻喜菇、金針菇取代也ＯＫ。

重點在於，鹽分雖然無法減少，但是食材增加，稀釋了菜餚的鹹味。若是不喜歡味道太淡的人，也可以加點辣椒或辣椒粉。

032

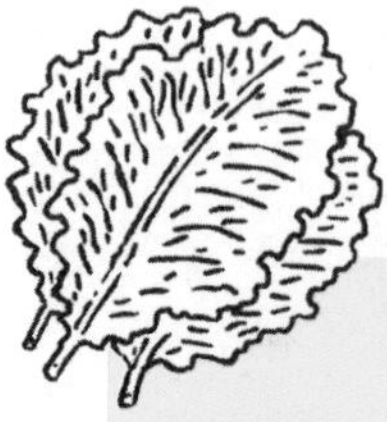

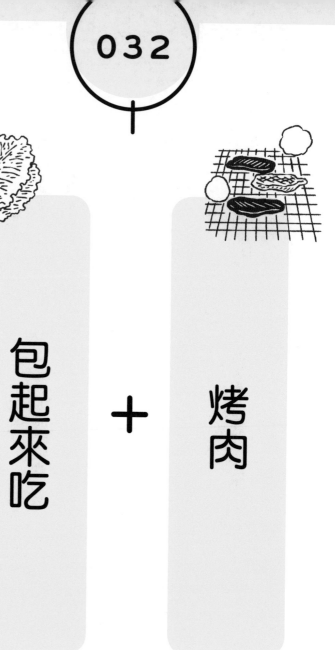

烤肉 ＋ 包起來吃 ＝

巧門在這裡

去燒肉店吃烤肉時，全部用生菜葉包起來吃！

走進燒肉店點菜時，先點些泡菜或葉用萵苣（唐生菜）、荏胡麻等生菜葉，用來包烤肉。它既可攝取到維生素、礦物質、多酚等營養成分，最主要的目的，還是提高嚼勁，拉長進食的時間。所有的烤肉，都要用生菜葉包起來吃。

把萵苣葉擺好，上面放荏胡麻葉，然後再擺一片烤肉，塗上少許苦椒醬（紅辣椒醬）或味噌和大蒜等辛香料，然後將它捲起來。這就是基本的包法，也可以在烤肉上添加韓式小菜或泡菜，再包起來一起吃。在網架上烤過的蔬菜也可以放進來，不論什麼料都是捲起來吃就對了。

把烤肉的蛋白質與油脂，以及蔬菜的嚼勁加以組合，就能成為飽足感佳的餐點。如此一來，不用點米飯或冷麵來填飽肚子也沒關係，因為已經相當有飽足感了。請不妨試試看。

033

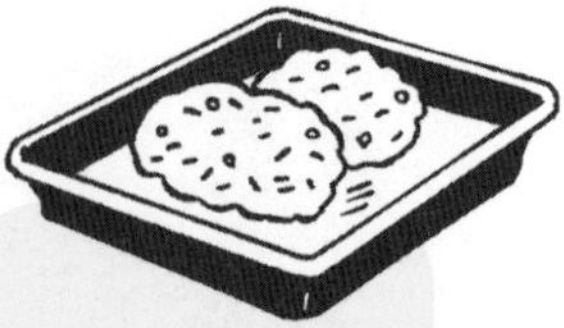

漢堡肉餡

+

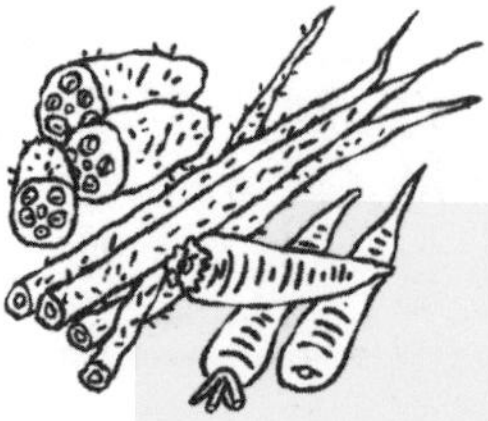

根菜類

=

巧門在這裡

軟嫩的漢堡肉加入根菜，增加嚼勁，飽足度也UP！

和牛排的嚼勁比起來，漢堡肉是一道口感比較軟的餐點。因此，我們在漢堡肉中加點有嚼勁的食材吧！做漢堡肉好處就是餡料中可混入各種各樣的食材。將牛蒡、蓮藕、胡蘿蔔等根菜類切成丁煮過，再混進肉餡中。也可以加黑木耳或高麗菜。混合方法如下：

1. 蓮藕和胡蘿蔔去皮、切丁，稍微煮一下，在未軟前取出。洋蔥切末。
2. 大碗公裡放入絞肉、1、蛋、麵包粉、鹽和胡椒，捻揉混合，整型成塊狀。
3. 平底鍋倒入油，以中火加熱。放入2，看到底部變色即翻面，蓋上鍋蓋，轉小火，煎到漢堡肉熟透為止。
4. 盛出漢堡肉裝盤。接著將番茄醬和酒倒入平底鍋，用木杓翻動，將鍋內肉的甜味收入，煮好後淋在漢堡肉上。
5. 加一點高麗菜絲和去莖的蘿蔔嬰，即可端上桌。

034

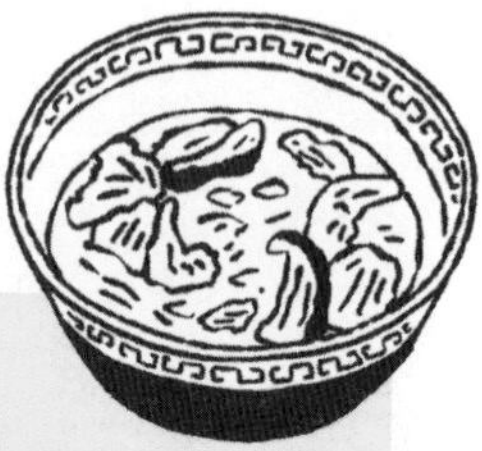

中式高湯

＋

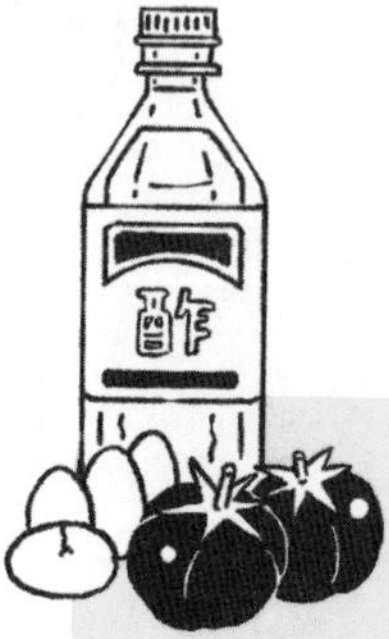

醋、番茄、蛋

＝

巧門在這裡

清爽的中式高湯，只要加入醋、番茄、蛋，就能做成酸辣湯！

中式高湯，相當於西方的法式清湯（Bouillon），是用雞骨、豬骨、蔬菜等熬煮，加上鹽和蠔油、辛香料等調味而成的基本湯，拉麵等許多中式料理都可以利用。煮好冷凍起來，隨時拿出來運用，十分方便。

直接喝就很美味了，但是料較少的高湯粉或是杯湯沖泡的高湯，若是「再＋1」，就能變身為配料豐富的湯品。打個蛋，或將番茄等配料加入湯中，然後放點醋，變成帶酸味，就是一道簡易酸辣湯。

1 將番茄切塊，蛋打成蛋汁。

2 用高湯粉煮一鍋高湯，加入醋和1，等蛋汁凝固就完成了。

若要做正式的酸辣湯，除了醋之外，也需要辣椒（或辣油）和胡椒，配料除了番茄和蛋，還有雞肉、豆腐、香菇、黑木耳、竹筍、長蔥等。用太白粉水勾芡之後，再倒入蛋汁，煮滾即完成。

035

醋有益健康!? 對體脂肪、血壓和血糖值有良效

每天的料理中，你用了多少醋？根據近年的研究，醋已成為人們應該積極攝取的調味料之一。

有研究報告指出，肥胖組一天喝一大匙（十五毫升）～二大匙（三〇毫升）的醋，連續喝十二週後，與沒有喝醋的肥胖組相比，內臟脂肪與皮下脂肪都出現明顯減少的現象。而血壓高的一組，同樣每天喝一大匙醋，連續喝十週後，與沒有喝醋的相比，血壓較低（※）。血壓在正常值的人喝醋，並不會變成低血壓。

從這些研究結果可知，一天喝一大匙醋，或是將醋用在料理中，可以減少肥胖者的體脂肪，或是控制血壓較高者的血壓，而這也顯示醋有抑制飯後血糖值急速上升的作用。

有益健康？
每天攝取醋的方法

每天1大匙

- 喝醋
- 用於料理

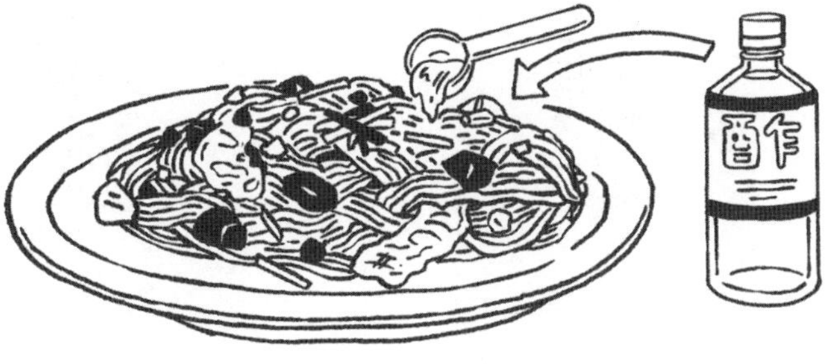

民間傳說喝醋會使身體變柔軟，但這是沒有根據的說法。用加了醋的清水煮帶骨的肉或魚，煮好後骨頭會變軟，這是因為醋汁會使骨中鈣質更容易溶出的關係。當然，我們人喝了醋，並不會使骨頭變軟。

（※「近藤倫央、岸幹也、伏見宗士、宇賀神忍、加賀孝之：食醋對肥胖者降低體脂肪的作用：日本營養、食糧學會大會，2009」）

036

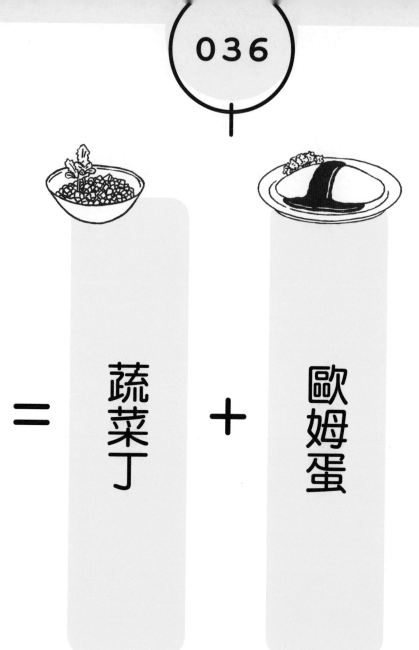

歐姆蛋
＋
蔬菜丁
＝

巧門在這裡

早飯不妨用加了餡料的西班牙風味歐姆蛋，取代荷包蛋和日式煎蛋捲

雞蛋含有蛋白質、脂肪、各種維生素與礦物質，營養價值極高。半熟荷包蛋或煎蛋捲很容易做，也好吃，但是蛋料理太軟嫩，很難拉長進食的時間。

建議如果要吃蛋料理，不妨做成歐姆蛋，特別是豪華的「西班牙風味歐姆蛋」。含滿滿黃綠色蔬菜的西班牙風味歐姆蛋，與綠色花椰菜、紅黃甜椒、青椒、洋蔥、茄子、杏鮑菇、甜豆、荷蘭豆、小番茄都很搭配。冰箱裡用剩下的蔬菜也ＯＫ，除了蛋之外，加牛奶（或者是鮮奶油）、起司粉、鹽、胡椒調味，就變成一道料多且嚼感十足的歐姆蛋。

你可以隨自己的喜好添加番茄醬，但是因為蛋已經有調味了，不加也行。若是要加番茄醬的話，蛋就不要加鹽。這道蛋料理分量大，除了讓人有飽足感之外，又能吃到滿滿的蔬菜。

037

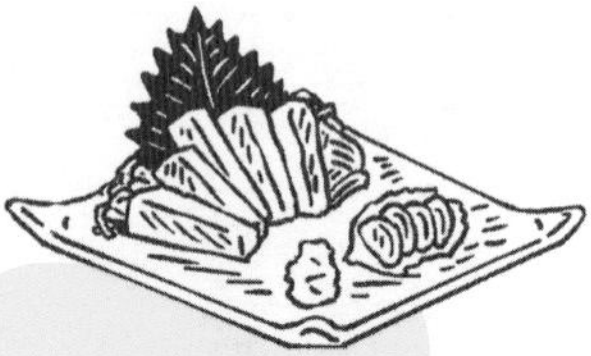

鮪魚等魚貝類

＋

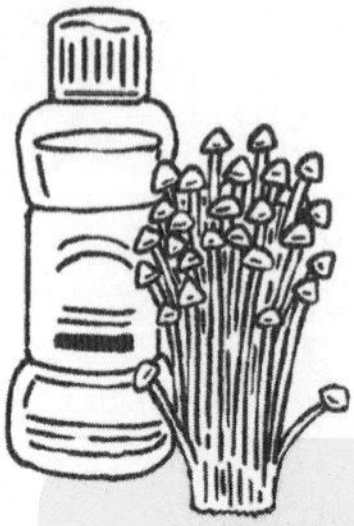

舞菇、金針菇及淋醬

＝

巧門在這裡

光是加了金針菇和烤舞菇就能讓海鮮更具嚼感，再以淋醬取代平常用的芥末醬油

魚類含有豐富的DHA（二十二碳六烯酸）和EPA（二十碳五烯酸）等不飽和脂肪酸，研究指出它們具有抑制血中膽固醇過度增加的效果，而且吃生鮮的魚，能夠直接攝取多元不飽和脂肪酸，所以我們會買生魚片回來做成卡爾帕喬（Carpaccio）（譯注：日式卡爾帕喬是由義式生肉片演變而成的生魚片料理）。

這裡的「加法運算」加入的是「烤舞菇」或「金針菇」與「淋醬」。金針菇只要稍不新鮮就會萎軟，有食物中毒的危險，所以務必煮過再吃，但剛採下的鮮脆金針菇，與生鮪魚等魚貝類拌在一起，可以增添風味；烤舞菇含有α-葡聚糖，可防止飯後高血糖，兩者的口感都很有嚼勁，與鮪魚等性質十分搭配。

一般人常會蘸芥末和醬油一起吃，但是各位不妨改用淋醬試試。**淋醬中含有油和醋，會更具有飽足感，也可以減鹽。**

038

涼拌豆腐

+

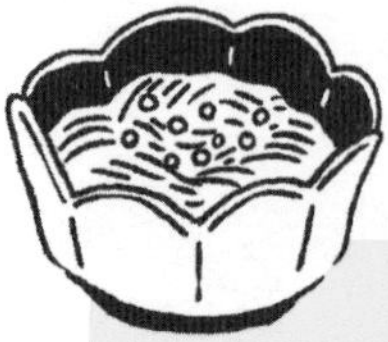

和布蕪

=

巧門在這裡

涼拌豆腐鋪上和布蕪，變成有嚼感的「和布蕪豆腐」

涼拌豆腐是種優良食材，打開盒蓋就可食用，又能攝取到大豆的蛋白質，但有個問題，它不太需要咬，半喝半吞就可以吃完。因此，建議加上和布蕪，做成「和布蕪豆腐」。在涼拌豆腐上鋪上和布蕪，淋上柴魚高湯，就能提升豆腐缺少的「嚼勁」，也能增加和布蕪缺少的「蛋白質」，互相補足彼此的缺點，成為相輔相成的料理。而和布蕪黏稠的質地也可增進兩者口感。

和布蕪是接近裙帶菜根部的堅硬部分，咬起來脆脆的，多攪拌幾下就會釋出黏性。這種黏性物質，是海藻酸與褐藻糖膠等水溶性膳食纖維，它也是一種含有豐富EPA等不飽和脂肪酸及礦物質的食材。

這道結合蛋白質與膳食纖維的料理，不需要用火，一轉眼工夫就能做好，適合在「真想再多一道菜！」的時候建功。再者，如果需要加一道用油的料理，將「和布蕪豆腐」淋上一大匙橄欖油，就能成為飽足感滿點的菜哦！

039

附餐的加法竅門

+1 點心也可以用上的美味

加法飲食的竅門

點心並非不能吃，用加法飲食調整醣類，就可以放心吃

「加法飲食」不只用在三餐，「點心」也可以派上用場。

其實，人會變胖本來就不是「點心」的錯，是因為把洋芋片、甜點等當作點心來吃，才會變胖的。它和餐點一樣，會讓血糖值急速飆升。

點心這種東西，是在午餐與晚餐之間吃的，由於兩餐相隔太久（六小時以上），適度攝取可防止因空腹的低血糖狀態，導致浮躁或注意力不集中，所以不妨把點心當成一種「輕食」，而不要當作「零食」來看待。

吃點心時，「好想吃一點含醣類的食物！」那麼可以加一點蛋白質和油脂。即使我們不建議某些點心只吃單品，但是用「加法飲食」多加一點心思，就能彌補它的缺點。

此外，為了增加嚼勁，加法飲食不只用在三餐，也可以應用在零食上。大家不妨也來想想改變口感的方法。

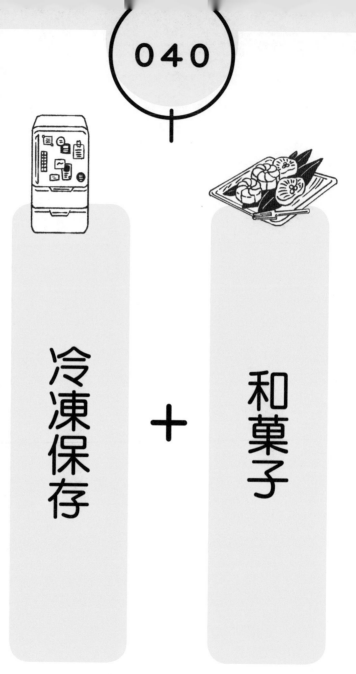

040

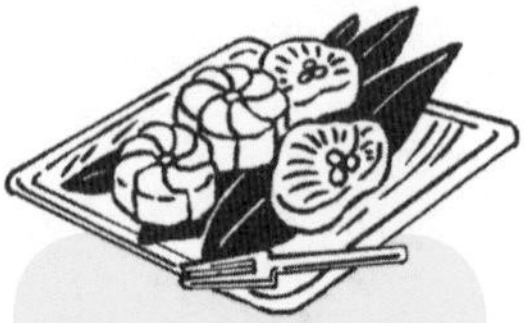

和菓子

＋

冷凍保存

＝

巧門在這裡

吃不完的和菓子冷凍保存，冷凍狀態下還是能成為美味的點心

新鮮的和菓子不耐放，很快就會發霉，若是放進冰箱冷藏又會變硬……。您知道，在這種時候，**直接冷凍可以保持它的美味嗎？**

包餡的糕餅放進冷凍庫可完整保存，食用前放在室溫下解凍，或是用烤箱、微波爐加溫即可。

而令人意外的是，冷凍狀態下也很好吃。您也許認為，餅皮和內餡不是都變成冰冰硬硬的嗎？其實它們都加了不少砂糖，不會過硬，可以享受到不同於新鮮時的口感。

此外，在冷凍狀態下食用還有一個好處，就是可拉長進食的時間。和菓子的油分不會太多，砂糖的糖分會使血糖值急速上升，**但是在冷凍狀態下食用，比較花時間，便能抑制血糖值的飆升**。將羊羹按每次食量分切成數塊，冷凍保存後再吃；蜂蜜蛋糕也可以試著冷凍保存。

吐司冷凍保存後，用烤箱烤一下，會比常溫或冷藏更好吃哦！

041

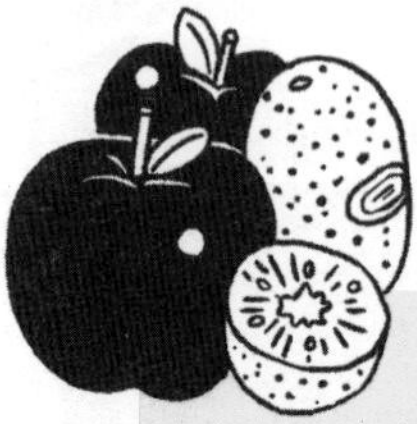

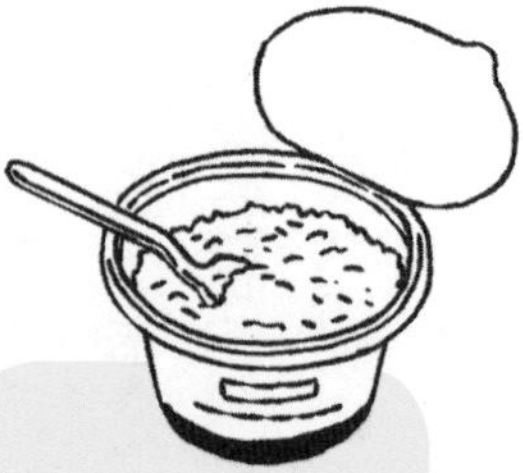

希臘優格 + 水果 =

巧門在這裡

水果與優格的早餐組合，使腸道暢快又清爽！

希臘優格是一種徹底去除水分，或是增加原料濃度製成的優格。

許多廠商都有出品希臘優格，其中有些一次可吃完的小盒裝產品，含有十二克蛋白質，相當於兩個雞蛋的含量。

它的濃郁口感宛如生乳酪蛋糕，不用加糖也非常好吃，而且又有飽足感，甚至鈣含量高達一三〇毫克。

我建議早餐可以選擇這種希臘優格搭配水果。加入水果，可補充維生素與膳食纖維。平時吃不下早飯的人，應該吃得下這種搭配吧。而且飽足感好之外，肚子的狀態也很「暢快」。由於希臘優格經過濃縮，所以它的乳酸菌量也是同樣容量優格的二倍。

蛋白質不只能加強飽足感，攝取不夠時，身體的肌肉會減少，脂肪也會不容易燃燒。

042 撒一把果乾在優格裡 靜靜放置一晚

原味優格本身不但沒有缺點，而且經過加法飲食，營養和可口度都能提升。將果乾加在優格裡，靜置一晚，就是個很好的方法。

果乾因為吸收優格的水分，而恢復彈性；同時，優格也因為果乾的吸收，而脫去水分，使優格變得更加濃醇。

這種吃法要特別注意一點，那就是果乾很甜，所以最好是選擇不含糖的原味優格。食用時，原本直接吃會覺得太甜的果乾，也因為吸飽水分，而變得不會太甜，更加好吃。

各位不妨在早餐時，試試這種優格＋果乾的方法，來代替前頁希臘優格＋水果的吃法哦！

食的捷徑

043

在家裡也可以DIY！半乾水果乾的簡易做法

果乾因為抽離了水果的水分，增加了嚼勁，同時也增添了同重量的甜味，建議想吃點零食時，可以考慮吃些果乾。但是，市售的果乾零食中，有些既加糖也加鹽。

那麼，要不要試試自己來做不加砂糖的果乾呢？

我自己做的是奇異果的果乾。

首先把奇異果切成薄片，排列在保鮮膜上，然後放在陽台曬二～三天，這樣就成為好吃的半乾水果乾了，十分簡單。

您可以在上面加個網罩，以免鳥兒飛來將它吃光。

如果直接排列在竹篩上，因為下方通風乾燥快，曬好的果乾口感更好，會像是在吃糖果的口感。

044

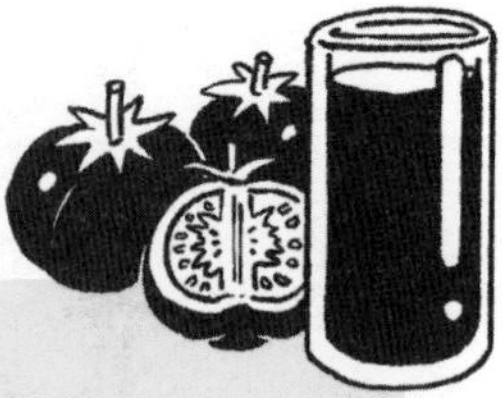

番茄汁 + 蔬菜汁 =

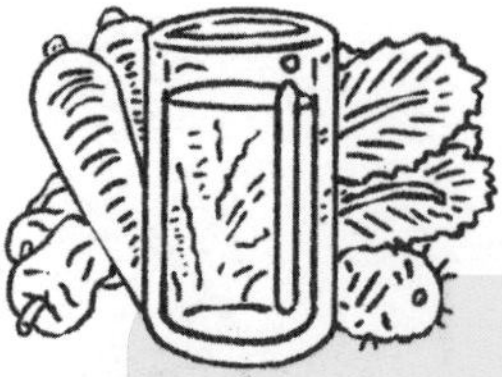

巧門在這裡

做成綜合蔬菜汁，將所有的維生素一次喝足

番茄汁的特色在於它含有大量茄紅素，若是能加上多種蔬菜製成的綜合蔬菜汁，維生素的均衡就能達到更好的改善。

有些蔬菜汁中的蔬菜，如胡蘿蔔，雖然含有多量β-胡蘿蔔素，但是維生素C不夠，所以可妥善融合優點與缺點，製作成營養均衡的產品。不過，水果和胡蘿蔔等含有較多醣類，出乎意料的，卡路里並不低。

因此，將番茄汁與綜合蔬菜汁加起來，優缺點互補，成為全方位的優質果汁。

做好的綜合果汁，用來當希臘優格的淋醬也很適合，希臘優格濃度高，可以變成「嚼著吃的果汁」。**如果只是果汁，用吸管一口氣就能喝完，加了優格之後，進入胃的速度變慢，飽足感也會比較好。**

最近有些蔬菜汁甚至加入五克的膳食纖維，也是個很好的選擇。

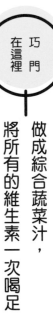

045

洋芋片

+

蘸醬

=

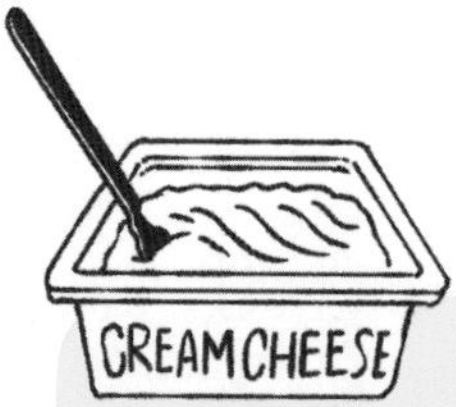

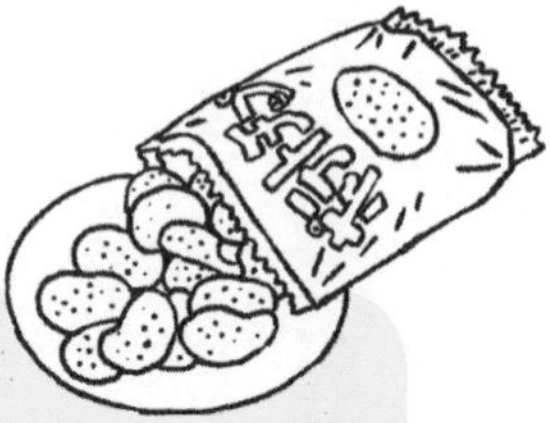

巧門在這裡

洋芋片加蘸醬的時髦吃法，是一種增進飽足感的加法飲食

洋芋片用油炸過，很多人以為它的飽足感應該很好，但因為它帶鹹味，又很香脆，一轉眼工夫就能吃掉不少，所以要吃得巧必須花點心思。我的建議是，不妨蘸醬吃，做為慢慢享用的加法飲食。

奶油起司因為起司含水量高，滑軟順口，所以洋芋片很容易蘸食，可補充蛋白質，飽足感也能變好。我建議各位可以自製起司蘸醬。

1 卡門貝爾（Camembert）乾酪切絲壓碎。
2 將在陽台晒乾的舞菇放入烤箱烤一下，切成絲。
3 橄欖油中加入黑胡椒粉和磨好的蒜泥拌勻。
4 最後將1和2混入3即完成。

將豆子與橄欖油一起放入果汁機打碎，也是一種蘸醬。用這些蘸醬蘸蔬菜棒也很好吃，在吃法上也能發揮一定的效果。

046 自製蘸醬或蒜香橄欖油 吃出時尚感

吃墨西哥玉米餅或法式長棍麵包片用的蘸醬，可以使用各種食材自由發揮創意來製作，這裡介紹簡單好做的常見蘸醬，各位不妨參考看看。

墨西哥最常用酪梨醬，做為墨西哥玉米餅的蘸醬。做法是在酪梨中加入美乃滋；若不加美乃滋，可以加鹽或是少許醬油，再加點檸檬汁防止變色。它也很適合用來當塔可餅的蘸醬。

另外，切片法式長棍麵包和西班牙油條（Churro）搭配西班牙蒜味前菜（Ajillo）的油蒜汁，把充滿蒜香的橄欖油當作蘸醬蘸著吃也很好，做法也很簡單。長棍麵包本來就可以浸在橄欖油或無鹽的羅勒油中吃，但是浸在用料豐富的西班牙油蒜汁中，也是很不錯的選擇哦！

營養滿點的酪梨蘸醬
與橄欖油蒜香雞胗

酪梨蘸醬

1 酪梨切小塊，壓成泥。洋蔥切末備用。
2 大碗中加入1，混入美乃滋、檸檬汁，再隨喜好加入胡椒，攪拌均勻即完成。

POINT 酪梨應選用已經變軟的成熟果實，從皮上壓壓看，就可知道成熟度。

橄欖油蒜香雞胗

1 洋蔥、西洋芹、綠色花椰菜、番茄切成適當大小。
2 將橄欖油倒入加熱用的陶製容器，放入蒜片炒出香味，下洋蔥、西洋芹翻炒，加入適量羅勒油。
3 再把雞胗、綠花椰和番茄放進去，煎炒一下，浸泡在油中。

POINT 如果沒有加熱用的陶器，可以用平底鍋或鍋子取代。雞胗熱量低，有嚼勁，是口感很好的部位。這道菜多做一點放在容器中保存，第二天再吃也同樣美味。

047

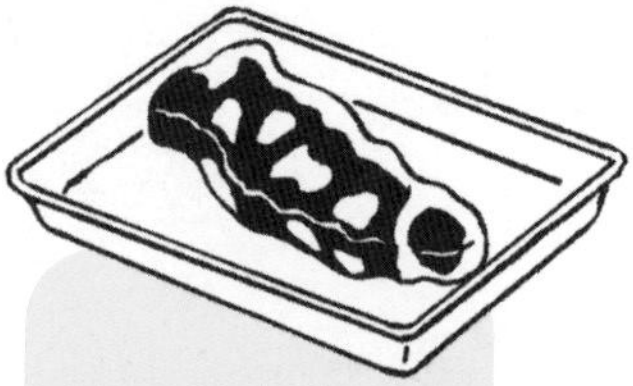

硬牛排肉

×

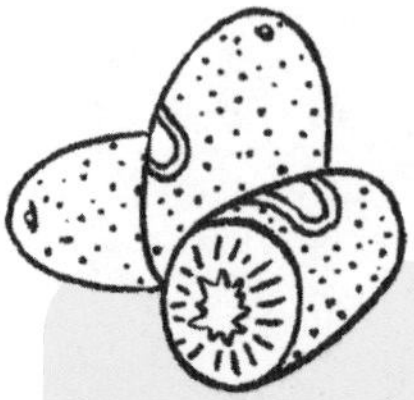

奇異果

＝

組合起來

巧門在這裡

用奇異果醃漬硬肉，肉質會變得軟嫩

好想吃牛排哦！

腦海雖然閃過這個念頭，但是會在舌尖融化的霜降部分，是牛排的「油脂」，也是有腦中風、心臟病風險的「飽和脂肪酸」。

而瘦的牛排肉，價格雖然便宜，但無論怎麼煎，吃起來都是柴柴的。**硬肉有嚼勁，可以吃得比較慢，只是不好吃的硬肉，吃起來太可悲了。**

有一個方法，可以讓硬肉適度地變軟嫩，那就是用含蛋白酶的水果來醃肉，**而成熟的奇異果便含有豐富的蛋白酶。**將熟透的奇異果去皮，裝袋用手擠爛，撒上鹽、胡椒，把肉放進去醃一～二小時後再煎。

醃漬之前，在肉上劃幾刀把筋切斷，再用叉子戳出一些洞，可以更提升蛋白酶的功效。只要多了這個動作，就能煎出軟嫩又健康的牛排。

048 鳳梨和舞菇中也含有軟化肉質的酵素

蛋白酶就是蛋白質與酶（酵素）合成的字，又稱為「蛋白質分解酵素」。再硬的牛排肉，靠著酵素的力量，也能快速變成好吃的嫩牛排。

不只是奇異果，鳳梨也含有豐富的蛋白酶，罐裝的鳳梨經過加熱，酵素已經被破壞，所以若是想要軟化肉質，不論奇異果或是鳳梨，都必須用未經過加工的水果。但是，鳳梨的甜酸味比奇異果更明顯，也許多少會滲入肉中。

除了這兩種水果之外，木瓜、無花果也都含有豐富蛋白酶，但從價格方面考量，奇異果在成本上也許是最好的選擇。

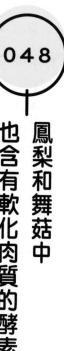

讓肉質變軟！
含有蛋白酶的食材

- 奇異果
- 鳳梨
- 木瓜
- 無花果

除了水果之外，舞菇也含有豐富的蛋白酶，將肉放在用手剝成一口大小的舞菇上，用保鮮膜包住，放進冰箱冷藏三小時，再拿出來煎，就會變成軟嫩的牛排。舞菇也可以一起煎，做為可口的配菜。

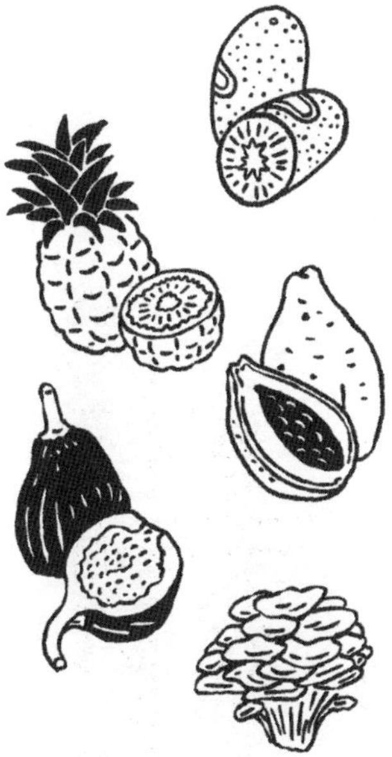

Q 成熟的奇異果為什麼會含有大量蛋白酶？

A 因為在果實達到成熟目的之後，蛋白酶會分解細胞的蛋白質，變成胺基酸，做為新細胞的材料。此外，還有另一種說法認為，若有蛋白酶在，昆蟲等侵入果肉也會被融化，是一種防禦昆蟲咬食的功能。

049

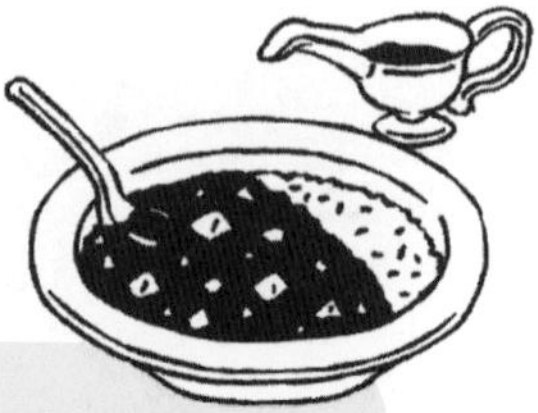

咖哩

×

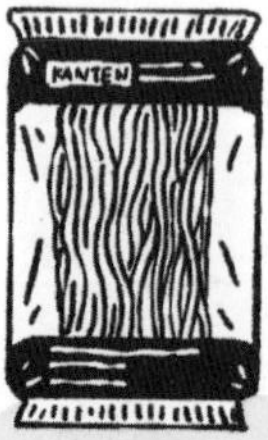

代替麵粉的寒天絲

=

組合起來

巧門在這裡

使用富含膳食纖維的寒天絲，取代麵粉，增加咖哩的黏稠感！

日本咖哩的主流，是用市售咖哩塊去燉肉或蔬菜的咖哩湯，只要放入咖哩塊，瞬間就能讓清澈的高湯變成有稠度的咖哩料理。

咖哩塊主要成分是咖哩粉、麵粉與脂肪。將牛等動物性的脂肪加熱，倒入麵粉，炒到沒有結塊，再加入咖哩粉，冷卻凝固就成了我們常見的咖哩塊。

由於咖哩塊含有脂肪，飽足感佳，但動物性脂肪與植物油不同，是導致心臟病或腦中風等心血管疾病的原因之一，所以最好少吃，以免攝取過量。而且，麵粉是碳水化合物，為了避免血糖值的快速上升，也要注意攝取量。

咖哩的取巧做法，是在燉煮肉塊和蔬菜的湯汁中加入咖哩粉與寒天絲，然後關火。不用麵粉，吃起來同樣有使用咖哩塊的黏稠感，愛吃濃稠咖哩的人也能吃得很開心。寒天沒有熱量，血糖也不會上升，又有豐富的膳食纖維，是一種飽足感很好的食材，可以運用在各種料理上。

050 重新思考咖哩配料的選擇！清爽的湯咖哩也不妨一試

用寒天絲代替麵粉，做為咖哩增加稠度的材料。寒天絲沒有熱量，膳食纖維也很豐富，只是用它取代咖哩塊或麵粉，就能做出一道取巧的咖哩料理。

不論是從健康面，還是從瘦身的目的來看，都不建議使用咖哩塊。其實咖哩有許多種類，像是口感清爽的泰國和印度咖哩，以及發源自北海道的湯咖哩等，動物性脂肪和麵粉的含量較少，也都很值得推薦。

想要調整咖哩口味，可以加一些水果優格。在家裡吃咖哩的話，我比較建議用寒天絲做加法飲食。在優格裡放入寒天絲，讓寒天絲吸收優格的水分，可以享受到優格濃郁暢快的口感。

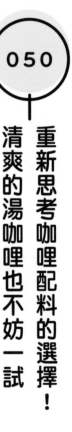

咖哩中加些什麼好？

你的咖哩會放些什麼樣的蔬菜呢？一般來說，都會放洋蔥、胡蘿蔔和馬鈴薯等。其中，馬鈴薯是澱粉豐富的碳水化合物食材，既然刻意加了寒天絲，若是再放馬鈴薯的話，就無法抑制血糖值快速上升。所以，肉類和魚貝類之外，不妨再加入菇類讓配料更豐盛。也可以在煮好之後再補充配料進去。

咖哩的配料

碳水化合物少的蔬菜

・番茄　・茄子
・櫛瓜　・苦瓜
・甜椒　・綠色花椰菜　等

肉類　**魚類**

菇類

・香菇　・鴻喜菇
・蘑菇　・舞菇
・杏鮑菇

澆頭類

・炸豬排　・罐頭鮪魚
・水煮蛋　・起司

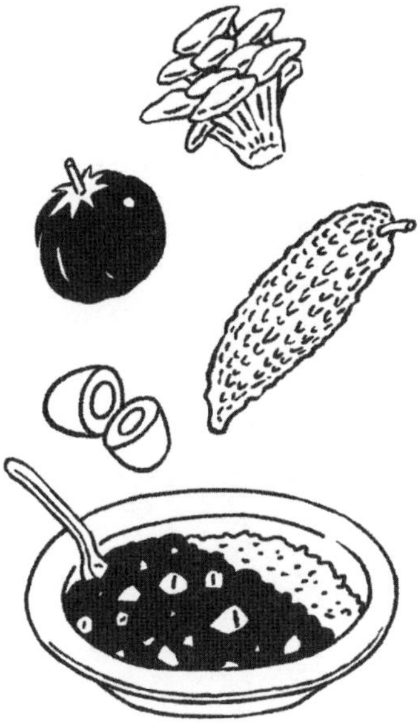

051

喝酒的時候也不忘加法飲食！搭配的下酒小菜是無柿種花生!?

接下來要介紹喝酒時的「聰明吃法」。

首先，大家應該都聽過「低血糖」這個詞吧。低血糖指的是血糖值低於某個數值以下的狀態，它會出現冒汗、發抖、頭痛、意識不清等症狀。有人因為喝酒的方式不對，而引發低血糖，就要特別小心。

在酒類當中，如燒酒、威士忌、伏特加等「蒸餾酒」，雖然有熱量，但是不含糖分，所以如果在喝燒酒等蒸餾酒時，不配點東西下酒的話，就很有可能會出現低血糖狀態。

那麼，哪種東西用來下酒最好呢？日本人在第一攤聚會時，最常點來配酒的就是柿種花生了（譯注：柿種是長形粒狀的米果，因為長得很像柿子的種子，因而有此名稱）。這裡請大家想一想，以下哪一種吃法最不容易導致低血糖？①只吃柿種花生的柿種；②

柿種和花生仁一起吃；③只吃柿種花生的花生仁。

正確答案是③。花生仁的油脂多，不會使血糖過度上下跑，不容易形成低血糖。①②則有血糖急速升降的可能性。

燒酒的下酒菜，建議選擇花生仁。但是肝臟不好的人，連酒都不應該喝。

第二攤酒聚時想吃點東西墊肚子，若選擇烤飯糰或是什錦粥等米飯類，原本下降的血糖值會隨著吃下米飯而急速上升，之後也很有可能轉為低血糖。因此，酒聚時的下酒小菜建議吃些堅果類。想吃飯，在第一攤正式聚會上吃就好了。

下酒菜應重視蛋白質與脂肪，也要攝取充分的膳食纖維才好。

像琉球炒苦瓜，可以攝取到苦瓜裡的維生素C、豬肉的蛋白質和維生素B_1等各種營養素。這種料理最適合做為聰明吃法的下酒菜，也可以防止低血糖哦！

052

飲酒的重點在於正確的飲用方式，而不是選擇哪一種酒

常有人問我，白酒和紅酒選哪一種好？我通常是選紅酒。白酒的甜度比紅酒高，另一方面我覺得白酒喝起來不澀，比較順口，而紅酒因為有澀味，所以喝酒的速度自然會放慢。

紅酒的紅色與澀味，是花青素和單寧酸經由發酵溶出的成分，屬於多酚的一種。多酚為抗氧化物質，可去除體內的活性氧，預防心肌梗塞或腦中風等心血管疾病。白酒所含的有機酸有整腸作用，也有人說它含有豐富的鉀，可提高新陳代謝，排出體內毒素。

但是，我認為喝法比這些健康效果更加重要。

不論是什麼樣的酒，一杯接一杯喝得太快，都會有急性酒精中毒的風險。此外，有加糖分的酒種，也會有血糖值飆升的隱憂。

我們請數名實驗者，測量在九〇分鐘內不吃任何東西，只喝三大杯啤酒，以及九〇分鐘內不吃任何東西，只喝三合（譯注：一合相當於一八〇毫升）日本酒（八海山）後的血糖值。原以為喝甜度較高的日本酒，血糖值會比較高，但測量結果發現，兩者的血糖上升幾乎相同。也就是說，日本酒喝得慢，血糖值上升的速度與啤酒相同。所以，喝酒的速度比酒的種類更重要。

而且，喝得太快，也很容易喝醉，思考能力降低，連帶導致暴飲暴食。因此，酒喝太猛、吃太多的人要特別小心。

另外，一般人還應該注意雞尾酒或梅酒等甜酒類。這些酒因為含糖分高，所以血糖絕對會上升。如果想喝雞尾酒，請在第二攤再喝，第一攤的酒宴上多吃些肉和蔬菜，最後再喝一杯就差不多了。

同時也建議各位，喝酒時兌無糖蘇打或兌水，比加冰塊好。

053

在居酒屋像這樣點菜、喝酒，才是取巧的聰明吃法

我平時也喜歡小酌兩杯，有時和幾位營養師參加完研習會之後，便相約去喝酒。我們去的是一般的居酒屋，但是點小菜方式稍有不同。

一開始我會點蔬菜沙拉、魚或肉類料理，請他們和酒一起先上菜，大家分著吃完；這時候如果有上馬鈴薯沙拉的話，就放到後面再吃。在這個階段不要選擇醣類。淋醬可以請服務生另外放，或是用橄欖油取代。此外，附菜如果有加砂糖調味，就先別碰，放在「後食」。

前面提到酒不要一口氣喝完，不過，啤酒喝個半杯是沒問題的。

不要點那種有使用到糖的料理，蛋白質來源的料理可以點，就算油炸的也ＯＫ，只是鹽分高會促進食慾。下酒菜建議可以選雞翅、雞胗和青椒肉絲等比較需要花時間吃的食物。

主食選炒麵、炒飯、義大利麵、披薩等，但喝了二小時的酒，出人意料的已經有飽足感了，這時候就不必再勉強自己要全部吃完，總之，吃的順序最重要。

不需要因為自己正在進行瘦身計畫，就把愛喝的酒全都拒於門外，只要懂得善用聰明吃法，注意飲酒法則，就能享受愉快的時光。

居酒屋主要酒類的熱量與含醣量

		卡路里（kcal）	醣（g）
啤酒　啤酒杯大杯	630 ml	270	20
啤酒　啤酒杯中杯	500 ml	220	15
發泡酒　罐	350 ml	85	10.8
紅酒　半杯	100 ml	73	1.5
白酒　半杯	100 ml	75	2
梅酒　半杯	100 ml	160	20
純米日本酒　一合	180 ml	190	9
蘇打燒酒　啤酒杯中杯	350 ml	150 ～ 200	3 ～ 20

※ 這些只是粗略的基準。

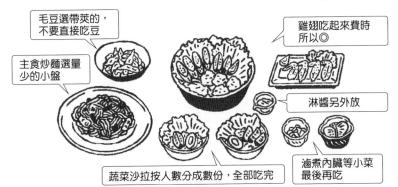

毛豆選帶莢的，
不要直接吃豆
雞翅吃起來費時
所以◎
主食炒麵選量
少的小盤
淋醬另外放
蔬菜沙拉按人數分成數份，全部吃完
滷煮內臟等小菜
最後再吃

第3章

午餐外食族
不可不知的擇食法則

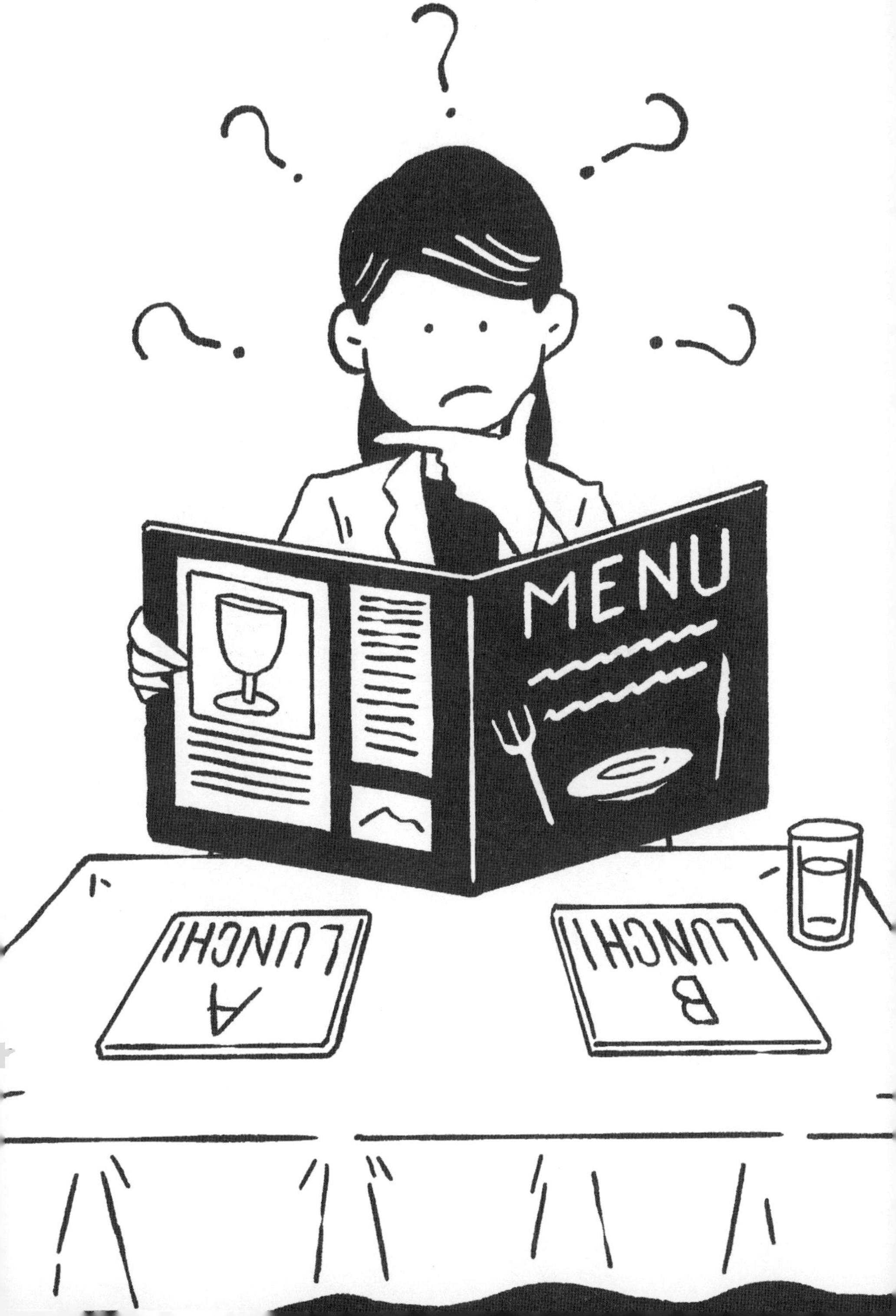

MENU
A LUNCH
B LUNCH

054

該選哪一邊吃？

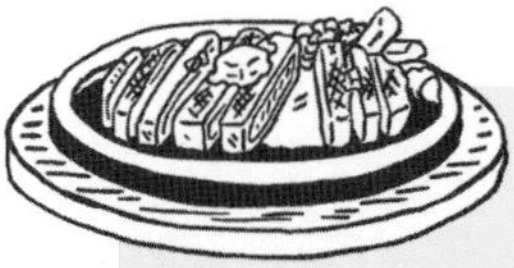

牛排

VS

漢堡肉

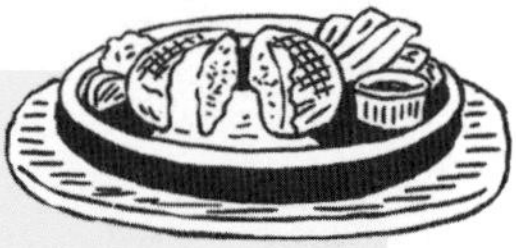

⇩

A. 牛排

巧門在這裡

選擇嚼勁好的「牛排」防止吃太快

兩種都是肉類料理，但用絞肉做的漢堡肉比較軟嫩，不必怎麼咀嚼就能吞下去，不知不覺容易吃太快。而吃太快會造成血糖快速竄升，又快速滑落，飽足感也會變差，如果是中午吃，到晚飯時肚子早就咕咕叫，自然會暴飲暴食；如果是晚飯吃，到了半夜肚子餓，就很難忍住不吃宵夜。這才是瘦身失敗的主因！

相比起來，午飯吃比較有嚼勁的牛排，每一口確實咀嚼後再吞下，可拉長用餐時間。慢慢吃也能使血糖的上升和下降多耗些時間，可以維持飽足感。這個部分在前面（四十九頁）也已經介紹過。所以若要選擇其中一項，建議選需要細嚼慢嚥的牛排。

漢堡肉和有大量油花的霜降和牛，都是富含「飽和脂肪酸」的料理，油可以延長飽足感，非常適合減重的人，但是「油」和「脂肪」不同，**尤其是牛肉和豬肉等動物性脂肪的「飽和脂肪酸」，已有研究報告指出它會造成動脈硬化等健康風險，所以要注意不要吃太多。**

聰明吃法用得上！搞懂油和脂肪的特徵

前面已經介紹過，攝取油可以抑制血糖值急速上升，維持飽足感。

那麼，吃什麼油才好呢？了解這一點，在聰明吃法上十分重要。

在「加法飲食」中常會巧妙的運用油的功能，不過，油有許多種類，該攝取哪一種油才對呢？另外，攝取油雖然重要，但是又要注意肉的脂肪，這又是為什麼呢？

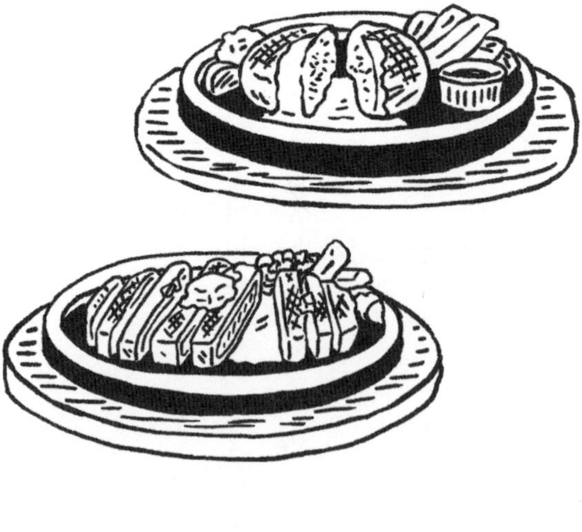

相信各位都聽過飽和脂肪酸與不飽和脂肪酸這兩個詞吧，牛肉和豬肉的脂肪，都含有橄欖油或菜籽油所含的油酸，它是一種不飽和脂肪酸，但也含有形成動脈硬化風險的飽和脂肪酸。一旦攝取過量，也會成為肥胖的原因。當然，不飽和脂肪酸雖然好，攝取過量還是要注意。

此外，有嚼勁比較好的原因，在於可拉長用餐時間，延緩血糖的上升下降速度，飽足感也因而變好。但是，勉強吃太柴的肉，嚼也嚼不爛，反而會造成進食上的壓力。慢慢享受美味的食物，才是致力減重瘦身的最佳選擇，忍耐是瘦身最大的敵人。

如果想在家裡煎牛排，最好選油花較少的外國牛肉。若是嫌肉質太硬，可以先用紅酒、鹽麴、奇異果、優格醃過再煎。

另外，再添加水煮的綠色花椰菜、胡蘿蔔等較有咬勁的蔬菜，做為牛排的附菜，完成一道需要充分咀嚼的料理。

外食吃牛排時，便宜的店比起高級店，較會選用油花較少的外國牛肉，所以建議選擇價格較實惠的牛排。

055

該選哪一邊吃？

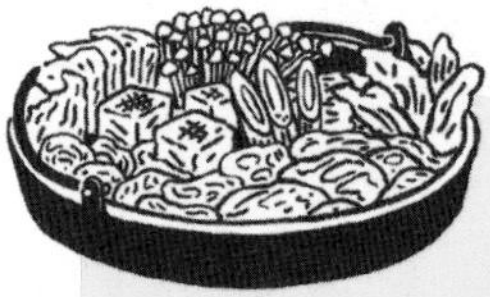

壽喜燒

VS

馬鈴薯燉肉

⇩

A.壽喜燒

巧門在這裡

做一鍋料多味美的壽喜燒，蛋汁是關鍵

馬鈴薯燉肉主要食材是馬鈴薯；而壽喜燒用到材料有牛肉、葉菜、豆腐、菇類、蒟蒻絲等，材料富有變化性。兩者雖然都有用到肉，但還是以壽喜燒比較占上風。

馬鈴薯燉肉的失敗因素，在於馬鈴薯主要成分是澱粉，也就是醣類。澱粉是非常好消化吸收的醣類，所以血糖上升下降快，飽足感也比較差，肚子容易餓。雖然燉肉含有蛋白質，可是分量比壽喜燒少。

兩者的共同點在於口味既甜又鹹，砂糖含量多，所以成為血糖快速上下的原因。但是，**壽喜燒會打個蛋進去，讓飽足感變好**。蛋的蛋白質可以將砂糖包覆起來，延緩它的吸收速度。

而且，通常壽喜燒都是眾人圍鍋一起吃，比較少單獨一人享用，**大家聊天吃菜，用餐時間也會跟著慢下來，連帶增進飽足感**。但是，吃壽喜燒之前，最好選一家能吃到生魚片的店。

煮菜要抓好燉煮的時間，一開始用高湯下去煮，一定會好吃

注意蔬菜不要煮太久，
煮太爛，糖或鹽滲入湯料太多，
都會使飽足感變差。
一開始就用高湯下去煮，
讓鮮味滲入食材中。

前面已經解釋過很多次了，成功瘦身的祕訣在於拉長用餐時間，慢慢品嚐食物的滋味。

因此，吃有嚼勁的食物，是延長進食時間的方法之一。

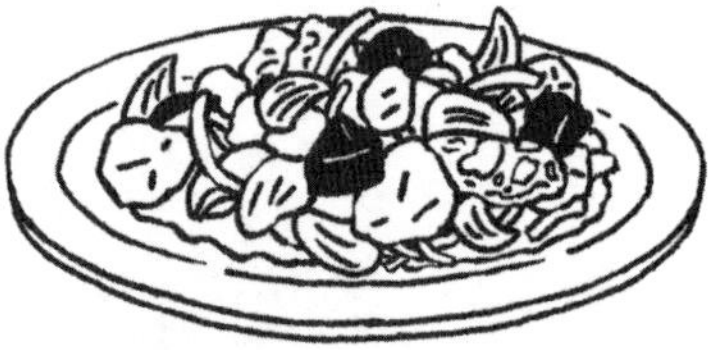

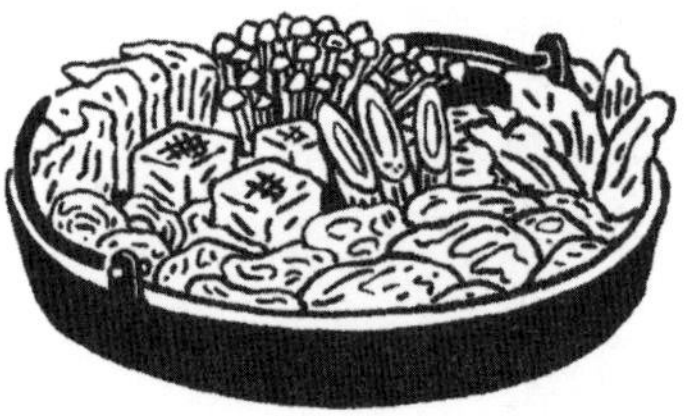

為了保留嚼勁，不管是馬鈴薯燉肉，還是壽喜燒，蔬菜都不能煮太久。

如果是做壽喜燒，食材都在眼前烹煮，比較可以調節火候，防止蔬菜煮得太爛。記得盡量在還沒太軟之前，就夾出來吃吧，多享受蔬菜的口感。

馬鈴薯燉肉在外食時都已預先煮好，很難去要求店家「糖少放一點、別煮太爛」。不過如果在家自己料理，就可以做到。

不煮太爛還有另一個優點。

那就是鍋裡面的蔬菜不會吸收太多砂糖、醬油等調味料的糖分或鹽分。尤其是糖分，**蔬菜沒有滲入太多糖分的話，就能延緩血糖值的上升或下降，維持較好的飽足感。**

在家煮馬鈴薯燉肉時，先用高湯燉煮，在稍硬時就關火，最後加入調味料，讓味道附著在食材表面。由於高湯的滋味已經滲入其中，調味料即使只在表面，吃起來也很可口。重點是馬鈴薯少一點、肉多一點。另外，多吃些其他不會用到砂糖的菜也很重要。

056

該選哪一邊吃？

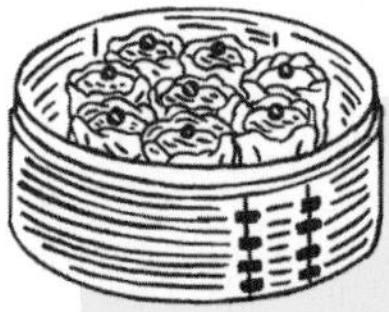

燒賣

vs

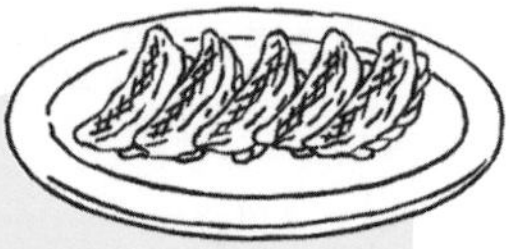

煎餃

A. 煎餃

巧門在這裡

加法飲食中，油煎比清蒸更OK

煎餃和燒賣最大不同點，在於煎餃是用油煎過，而燒賣則大多是清蒸。我們就把焦點放在烹調法的不同，來了解一下吧！

兩種料理都是用薄皮包裹，皮是碳水化合物，容易造成血糖快速上升。若想減緩血糖上升的速度，就要採取油煎或是油炸方式。油滲透到餃子或燒賣的皮中，就會使血糖值不易上升，維持飽足感。

餃子先用油煎過，再加水下去，持續加熱讓水分蒸發。當看到皮煎到出現焦黃色，就是油已滲透到皮中，取代裡面的水分。而且餃子皮表面會變得酥脆，嚼勁也提高，吃起來會比燒賣更花時間。

以往的減重法大多會建議：「減重時用蒸煮的方式做菜，這樣就不必用到油，卡路里比較低。」但我的加法飲食不一樣，由於我是將飽足感列入考慮，即使卡路里多少會升高一點，但還是有加油比較好。

把煎餃和燒賣像吃烤肉一樣，用菜「包起來吃」，提升嚼勁！

在燒肉店裡，除了肉品之外，
你是不是也會點些包烤肉的葉菜？
這個方法只用來吃烤肉未免有點可惜，
不妨將各種食材都「包起來吃」，
享受一下特殊的口感吧！

煎餃和燒賣是類似的中式點心，直接吃可口又下飯。不過足立式「加法飲食」有個新創意，可以讓它更有飽足感。那就是「包在蔬菜裡吃」。

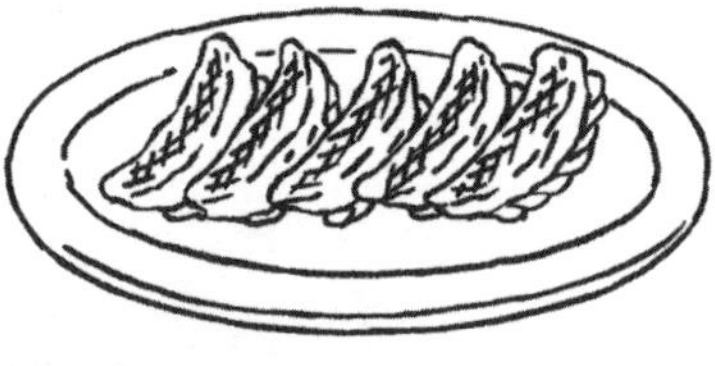

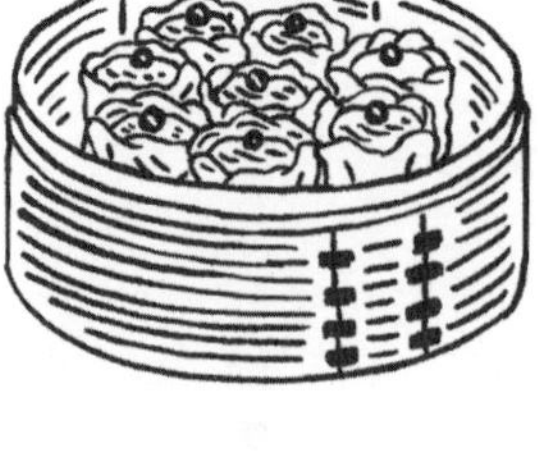

去到燒肉店，店家都會準備唐生菜、荏胡麻、紅葉萵苣等葉菜，用來包烤肉吃。這個方法可提升嚼感，維生素也不會流失，又能攝取到膳食纖維，是我大力推薦的吃法。

煎餃和燒賣，也可以試試用蔬菜葉「包起來吃」。

尤其是煎餃，用油煎過之後，餃子皮會變酥脆，口感就像放在沙拉上面的「炸餛飩」，酥酥脆脆又好吃。

在自己家裡可以把這個方法應用在多種料理上，但是到中式餐廳，幾乎沒有一家店會準備蔬菜葉讓客人拿來包著吃。

這種時候，**請加點生菜沙拉**。雖然高麗菜絲、胡蘿蔔、番茄、小黃瓜等不能把菜包起來，可是如果和生菜一起吃，至少在膳食纖維方面，可以得到類似的效果。

點煎餃定食的話，有時也會附少許的生菜，不過那些菜的量太少，乾脆多花些錢，再加點一份沙拉或炒青菜吧。

一開始先別吃飯，從煎餃和沙拉、炒青菜先動手，等吃完三分之二，再連同白飯一起吃，形成「碳水化合物後食」，飽足感也會變好。

057

該選哪一邊吃？

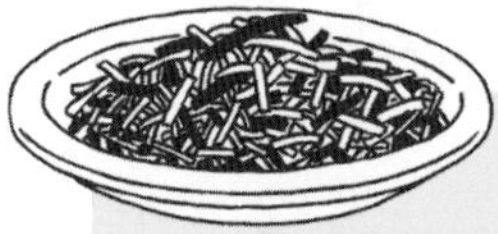

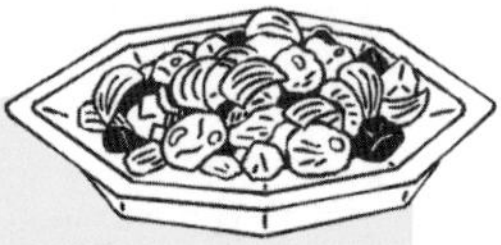

青椒肉絲

VS

咕咾肉

⇩

A. 青椒肉絲

巧門在這裡

醋雖然有健康功效，還是選沒放糖的比較好

與青椒肉絲相比，咕咾肉會在每塊肉外表沾裹上一層麵粉，放到油鍋裡面去炸，然後連同蔬菜，倒入加了醋和糖，勾芡煮到變濃稠的醬汁中翻炒裹勻。

從研究已知「醋有益健康」，也有不少報告指出吃醋具有多項健康效果。

但是，咕咾肉卻有個「糟蹋的效果」，完全抵銷醋的健康功效。

那就是大量的「砂糖」與「勾芡」。也就是將炸豬肉與蔬菜融合的酸甜醬汁。它裡面所放的砂糖和太白粉水，都屬於醣類，尤其砂糖加了一大匙，與醋的用量相當，會使得血糖值快速上升。

青椒肉絲的調味有時也會加入砂糖，但最多只放四分之一大匙，和咕咾肉相比，算是少很多。而且，青椒肉絲會加入大量青椒或竹筍等切成絲的蔬菜。從青椒肉絲的蔬菜量來看，可以說蔬菜是主角，而且炒過後口感變得清脆，嚼起來更有勁。

食的捷徑

糖醋雖然會使血糖值上升，炒菜時建議還是加點醋！

吃中式餐點時，請加入一大匙的醋。在熱騰騰的料理中淋上醋汁，酸味蒸發後，菜餚變得清爽，同時有兩種味道。請在吃的時候加入。

咕咾肉的糖醋醬汁，雖然會使血糖值快速上升，但主犯是砂糖和太白粉水，「糖醋醬汁」中的醋卻是無辜冤枉的，而且它本來就是我們建議的調味料之一。

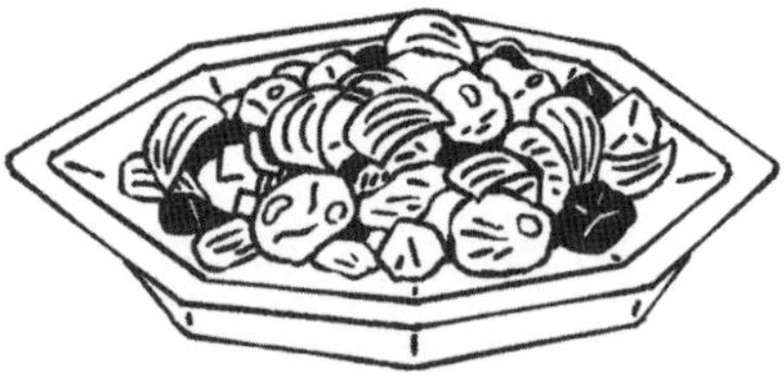

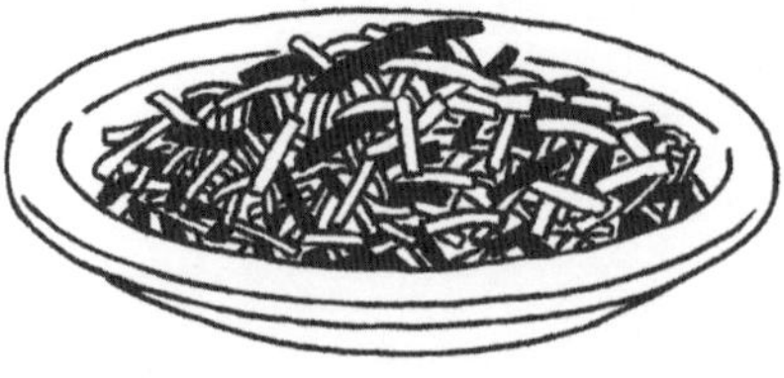

「加法飲食」加醋的方法，請務必在吃中式料理時試試看。醋也是延緩飯後血糖值上升的好夥伴。

在料理中加入一大匙左右的醋。中式餐廳大多會在桌上備著一瓶醋，或者把醋和醬油、辣油放在一起，方便客人調合蘸餃子的醬料，我的建議是將它淋在料理上。

青椒肉絲等快炒類定食，就在青椒肉絲上淋個一圈左右，順便在附湯也淋一圈，這樣合起來差不多是一大匙，加到這個量就夠了。

在炒菜或湯等熱騰騰的菜餚加點醋，部分酸味蒸發後，會留下甘味，變得清爽又好吃。尤其是炒菜或油炸等用到油的菜餚，跟醋都非常合搭。

不過，煮好的料理剛端上桌，不要立刻就淋上醋。第一口還是先嚐嚐店家做出來的口味吧。廚師揮汗用心做的菜，如果連一口都沒吃，就出其不意的淋上醋，未免也太失禮了。此外，在吃的過程中加醋，可以享受到味道的變化，比較不會吃膩。

058

該選哪一邊吃？

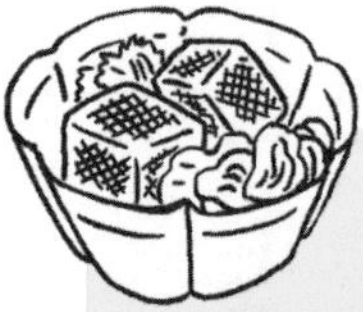

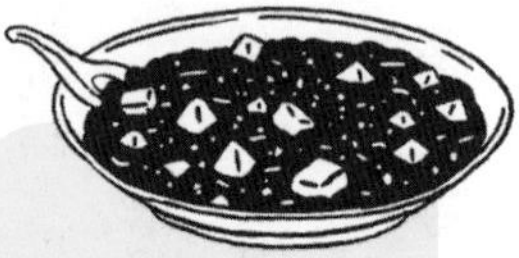

肉豆腐

VS

麻婆豆腐

⇩

A. 麻婆豆腐

巧門在這裡

刺激燙舌的辣味，會延長用餐的時間

肉豆腐不用油，是用鹹中帶甜的湯汁去煮肉和豆腐。而麻婆豆腐會以足量的油將絞肉炒熟，再加入豆瓣醬增加辣味，然後注入高湯，將豆腐煮熟。所以，一般人總以為不用油的肉豆腐比較健康，但其實**加砂糖煮出來的肉豆腐，卻是一道會使血糖急升和驟降，飽足感不佳的料理。**

麻婆豆腐的砂糖只用了一點點，微乎其微，主要還是辣椒素的辣味。**熱豆腐加上辣味，一邊吃一邊發出「呵呵」、「呼呼」的聲音，吃起來很花時間。**

雖然有人說，辣味的來源辣椒素具有瘦身功效，不過我們的目的是希望藉著辣味，使進食速度放慢。由於含油多，會減緩血糖的上升或下降，也可以增進飽足感。這道菜的鹹味不明顯，所以不吃飯也沒有關係。

咖哩若是辣味的，進食速度會變慢，可期待相同效果。而清爽的泰式或印度咖哩、湯咖哩等，不含麵粉的醣類很值得推薦。只是咖哩最大問題在於米飯後食較為困難。

吃和食有訣竅！滿足又健康的享用鹹中帶甜的日本料理

日本料理經常給人健康的印象，但你可能不知道它的調味常用到砂糖和鹽。現在這個時代，選擇吃日本料理的話，是不是將味道調淡一點，做成真正健康的料理比較好呢？

多數人認為日本料理很健康，其實調味上大多用到甜鹹兩種味道，因而問題不小。「甜」、「鹹」的調味，除了甜味，還需要增加鹽分，是高血壓的元凶。而且，砂糖也會造成血糖值快速上

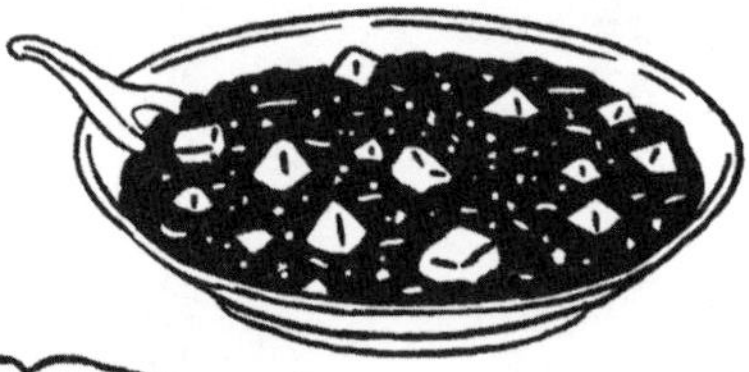

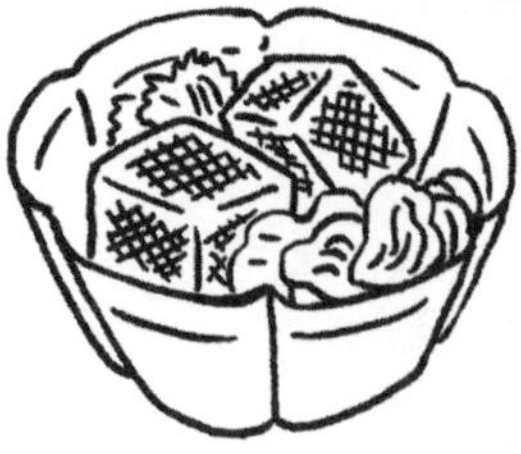

升。

為了實驗，我每天都測量血糖值，證實了日本料理會使血糖上升。其主要原因，應該就是加了砂糖的甜鹹調味法。所以，用到砂糖的菜煮小盤一點，留到後面再吃。

加了甜味和鹹味的菜特別下飯，也會增加食慾。若是想讓日本料理變得更健康，就必須調整砂糖和鹽的用量。

首先是鹽。建議在最後階段再加入岩鹽。菜剛下鍋時不要放鹽，鹽是用來調整味道。此外，使用加入香草葉等辛香料的鹽，不用放太多就能調出好味道。烤魚的時候，只要在單面撒鹽即可；與辛香料一起烤，或吃起來味道太淡，可以在上面淋些檸檬汁或是巴薩米克醋。

其次是味噌。味噌也是在最後再放進去，不要用它來燉煮。另外，若是覺得減鹽味噌的口味太淡，不妨將一般味噌和減鹽味噌調成「混合味噌」，相信就會好吃很多。

味醂和砂糖含糖度相同，不能做為砂糖的代替品。利用天然高湯的甘味來調節味道吧！

059

該選哪一邊吃？

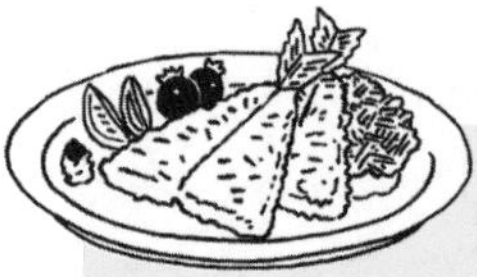

炸魚排

VS

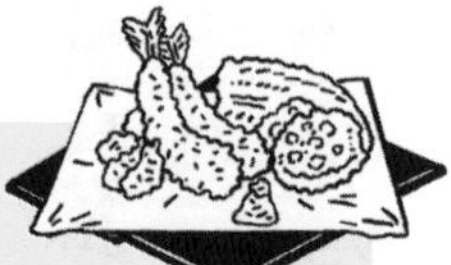

天婦羅

A.炸魚排

巧門在這裡

炸魚排裹了薄薄脆脆的麵衣，天婦羅的麵衣看起來漂亮，但是醣類過多

不知道各位吃天婦羅時有沒有看過，食材放入油鍋之後，廚師會用長筷子將麵衣撈起來，掛在正在油炸的天婦羅上？炸好的天婦羅看起來很漂亮，沾裹著滿滿的麵衣。而麵衣的材料，基本上是麵粉、水和蛋，這些沾滿的麵衣自然也全都是醣類。

而且油炸時也都吸了滿滿的油。儘管我再三提倡「減重必定要用油」，但過量的油也並非好事。不管怎麼說，油只是要增加飽足感，不讓肚子在飢餓狀態迎接下一餐。就算是在「加法飲食」中，世界上也沒有一種食材，可以攝取過多依然有益。我並不是勸各位不要吃天婦羅，而是在吃之前，應該要充分了解食品的內容。

炸魚排只有用麵包粉裹上薄薄的麵衣，酥酥脆脆的。天婦羅與炸魚排都是用高溫油做的熱食，但炸魚排因麵衣酥脆，看起來比較要花時間吃。

食的捷徑

選擇麵衣少的炸魚排，若要吃天婦羅，也請注意麵衣的量和油

炸東西的時候，一定要先了解方法，如何掌握要訣，才能炸出好吃、但吸油率低的食物。所以不是「不可以吃」，多想想吃法、調理方法就沒問題。

不論是天婦羅還是炸魚排，若是能用適溫的油，有技巧的炸，麵衣的吸油率就會下降，口感酥脆又好吃。想要在外面吃到這樣的油炸食物，就得用心尋找有好廚師的優質好店。

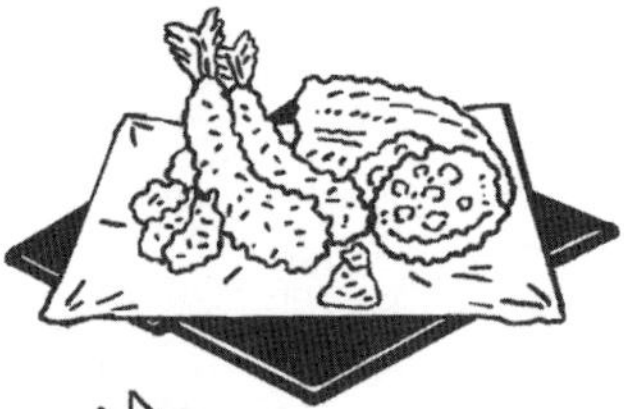

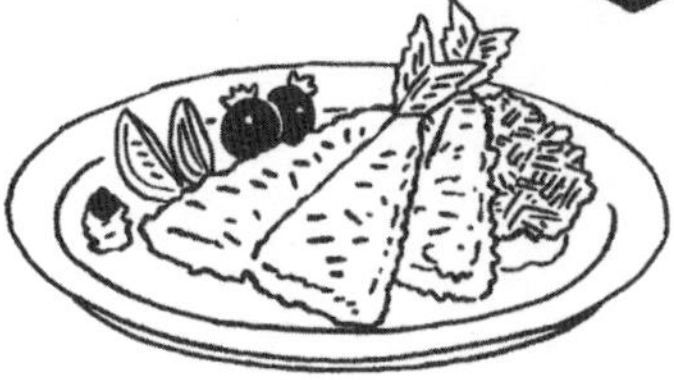

到餐館點用炸魚排，最好是能先了解廚房用的是什麼油。

我雖然建議大家在兩者之間選擇炸魚排，可是如果有人要吃天婦羅，請多留意麵衣的量和油的種類。**盡可能選麵衣薄、使用不飽和脂肪酸豐富的植物油去炸的店家。**

在家裡自己下廚，若是能減少麵衣的量、注意油的品質，那麼吃天婦羅也沒有關係。

脂肪酸的種類

不飽和脂肪酸	單元不飽和脂肪酸	Omega-9系列	橄欖油、芥花油、沙拉油、牛肉、豬肉等	具不易氧化的性質，膽固醇或三酸甘油酯等脂質，不容易因活性氧而轉變成氧化的過氧化脂質。攝取過量是導致肥胖的原因。
	多元不飽和脂肪酸	Omega-6系列	大豆油等	具有減少血液中膽固醇的作用。攝取過量，會使血液中的高密度膽固醇減少，從而無法發揮它將血液中多餘膽固醇運回肝臟的功能。
		Omega-3系列	鮪魚、秋刀魚、鯖魚等魚類的油脂，荏胡麻油、紫蘇的果油等	具有減少三酸甘油酯、增加HDL高密度膽固醇的作用，非常容易氧化，可使血液循環變好，防止免疫力降低。

飽和脂肪酸	硬脂酸 肉豆蔻酸 棕櫚酸	豬油、牛油、椰子油、牛肉、豬肉等	多存在油脂和乳製品中，也被用於合成體內膽固醇的原料。
	中鏈三酸甘油酯	椰子油、棕櫚油等	易溶於水、會直接從門脈的血液中被吸收，循環全身，成為效率佳的能量來源。不會對胃造成負擔，不易成為體脂肪。

060

該選哪一邊吃？

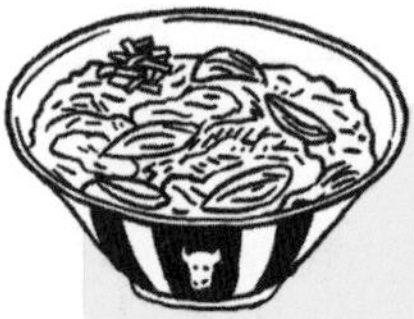

牛肉蓋飯

vs

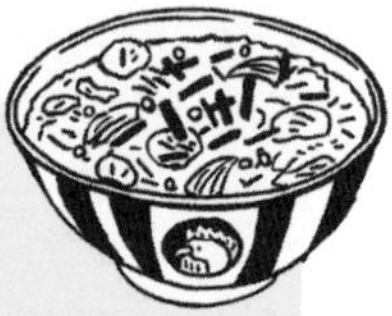

親子蓋飯

⇩

A. 親子蓋飯

巧門在這裡

蛋是營養充分、血糖值不會上升的優秀食材

我試吃比較過親子蓋飯與牛肉蓋飯。大型連鎖店的牛肉蓋飯醬汁口味重，感覺鹽分含量很高，查對市售「外食卡路里．鹽分含量表」，兩者都有三～四克，鹽分含量大致相當，可以說都很多。如果再配一碗味噌湯，光是一餐就攝取到一天的鹽分量了。

牛肉蓋飯的醬汁，溶入了豐富牛肋骨肉的油脂，也就是飽和脂肪酸，澆淋後完全被米飯吸收。這種甜鹹口味的醬汁非常下飯。

親子蓋飯是用蛋汁將雞肉和青蔥鎖住。蛋是優秀的食材，不但有豐富的蛋白質，脂肪酸也很均衡，還含有維生素C以外幾乎所有的維生素，而且幾乎沒有糖分，不會造成血糖上升。親子蓋飯的配料分量十足，是飽足感相當好的一道餐點。

不過像這種淋上醬汁的蓋飯，每種都不太需要咀嚼就能吃下去，常常很快就餓了，我個人並不推薦。如果要吃的話，最好先把蓋在上面的料吃掉三分之二，再吃白飯會比較好。

想吃牛肉蓋飯，用「加法飲食」加一點心思

牛肉蓋飯，可以算是午餐的好搭檔，
直接食用算不上健康，
可是倒也沒有到「不可以吃」的地步，
這就是加法飲食的好處。
接著我來介紹四種變化吃法。

不論在哪裡，速食都是廉價競爭，這種現象由來已久。學生或上班族一家人，為了撙節午餐費用，挖空心思的他們，把牛肉蓋飯當成救命繩，可以說一點也不誇張，幾乎男女老少

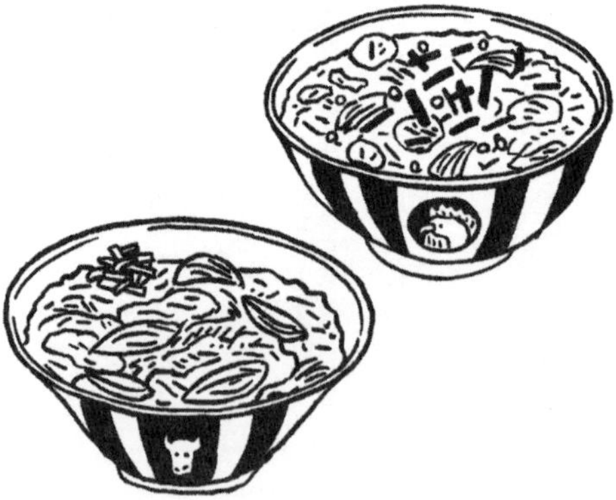

都喜歡這道餐點。

但是，**牛肉蓋飯的醬汁含有大量鹽分和飽和脂肪酸**。我知道醬汁浸過的米飯好吃，但是對健康有害，而且飽足感差，很容易連帶造成晚飯的暴食。

在此介紹我自己想出在連鎖店點用牛肉蓋飯的四點補充：

①**點牛肉蓋飯時，要求「不要湯汁」**。請店家將牛肉蓋在白飯前，先把湯汁濾掉。這是不用多花錢，又能減少鹽分和油分的方法。

②**要求「牛肉另裝一盤」和「白飯減量」**。這麼做的話，湯汁完全不會接觸白飯，而且飯量又減少，就能削減鹽分、油分和醣類。在連鎖店的話，價格與點牛肉蓋飯幾乎完全一樣。

③**加點生菜沙拉**。我們雖然無法確定店裡賣的生菜還保留了多少維生素，可是至少還有嚼感，和牛肉飯一起吃的話，多少能改善飽足感。但是，得多花一道沙拉的費用。

④**加點生雞蛋**。打個生雞蛋在牛肉蓋飯上，可以增加蛋白質和脂質。

綜合上述四點補充或追加點餐，就能快樂享受牛肉蓋飯了。

061

該選哪一邊吃？

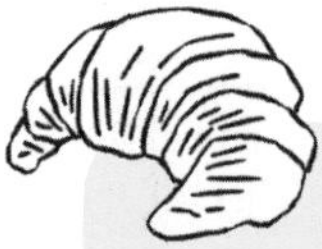

可頌麵包

VS

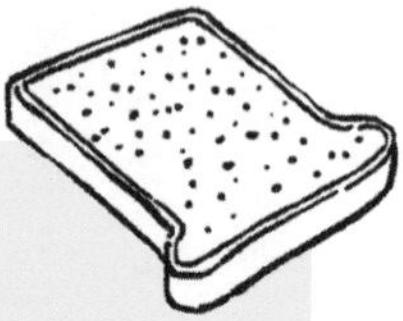

吐司

⇩

A. 可頌麵包

巧門在這裡

滿滿奶油的可頌麵包，很有飽足感，注意不要吃過量

麵包是碳水化合物，既然要吃的話，建議選擇有滿滿奶油的可頌麵包。材料除了麵粉之外，這種麵包還加了牛奶、砂糖、蛋和奶油。**由於它加入充分的油脂，算是飽足感很好的麵包**，也可以夾火腿或起司等一起吃。

但是，可頌麵包外皮酥脆，內裡鬆軟，口感非常好，兩三口就能吃掉一個，必須注意不要吃過量。

另一邊的吐司，既沒有嚼感，又是只用麵粉、鹽、水和酵母製成，卡路里比較低，但如果只吃吐司，就成了只有碳水化合物的食物。所以，**請塗上奶油或是椰子油，將油納入加法運算中吧！**

很多人喜歡吃麵包，只要懂得選擇可採用聰明吃法的麵包種類，就不需要老是忍著不吃，用上加法飲食就可以開動囉！

食的捷徑

想吃可頌麵包的話，就準備各種材料做成三明治，提升分量

不能吃麵包嗎？
沒有那回事。
感到無所適從的時候，
就用加法飲食。
這個方法，希望經常在吃主食時用到。

從有加油和飽足感這一點來選擇可頌麵包或吐司時，答案自然是「可頌麵包」。我相信有人雖然想要瘦身減重，但是又愛吃麵包，不想忍耐。只吃麵包就等於只攝取了碳水化合

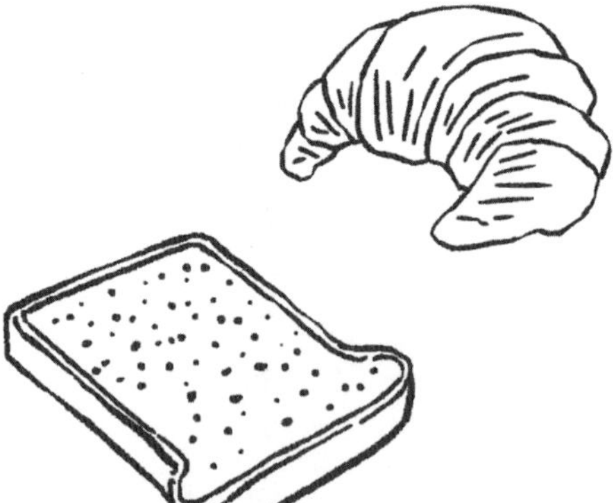

物，這時候只要運用加法飲食就行了。

吃可頌麵包時，可以夾火腿、起司和蛋等，做成可頌三明治來吃，這樣不但能提升嚼感，還能充分攝取蛋白質；也可以夾美乃滋拌沙拉雞肉塊。吐司也能做成夾了很多料的三明治。

如果能充實配菜內容就再好不過了，不用夾著吃也行。若是早餐的話，可以準備火腿蛋、沙拉、蔬菜湯等，先吃完其他的菜再吃可頌。加上各種配菜，防止單吃可頌過量的狀況，重要的是不要只吃單品。

吃麵包、飯、麵類等主食時，配菜吃什麼會大大影響飽足感和鹽分量。請務必重新檢視配菜中有沒有蛋白質、蔬菜和油，以防止只吃主食的狀況。

另外，法式麵包稍微帶點鹹味，和許多配菜都十分合搭，建議蘸橄欖油或椰子油，取代奶油和果醬。將油納入加法中，就能維持較好的飽足感。

062

該選哪一邊吃？

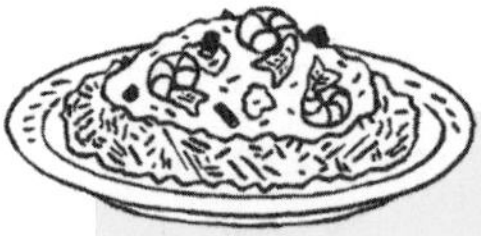

廣東炒麵

VS

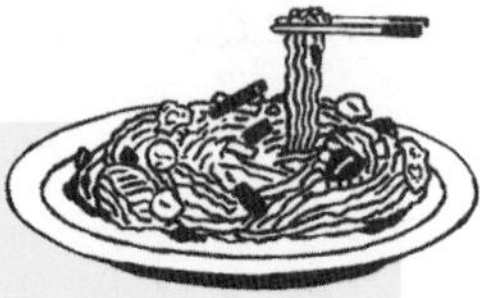

日式炒麵

⇩

A. 廣東炒麵

巧門在這裡

嚼勁超群的廣東炒麵可以同時攝取到肉和蔬菜

炸得硬硬脆脆的廣東炒麵，不但含油，也有特別好的嚼勁，算是麵類中飽足感很好的麵。用青江菜等蔬菜、蝦和花枝等海鮮類、香菇等菇類，再加上豬肉燴煮的芡料，不僅看起來豪華，在分量上也是滿分的餐點。

先吃熱呼呼的芡料，後半再混著麵一起吃，每一口都放慢速度，飽足感也會變好。

一般的日式炒麵，只有加入豬肉和少量高麗菜，或是加豆芽菜、胡蘿蔔，就整體比例來說，比較偏重麵條的醣類。各位吃日式炒麵的時候，會不會兩三口呼嚕呼嚕就吃下肚了呢？

兩種麵都用到了油，但是從麵條的嚼感、配料的咬勁，都還是廣東炒麵占上風。

在中式餐廳吃的日式炒麵，和自己在家炒的不一樣，那種粗麵比較需要咀嚼，有的還會摻入大量海鮮，所以也可以選那種麵。

食的捷徑

吃炒麵時就加入醋和油，變成加法炒麵

麵類，被認為是「控醣」的敵人，不過只要實行「碳水化合物後食」，並非不能吃麵。考慮到麵條與其他食材的比例，善用油與醋是一大重點。

想要吃炒麵的話，就像中式餐館那樣放入豐富的配料，避免只吃麵，來做個「加法炒麵」吧！記住加入蛋白質，例如肉或海鮮類等，就沒問題囉！

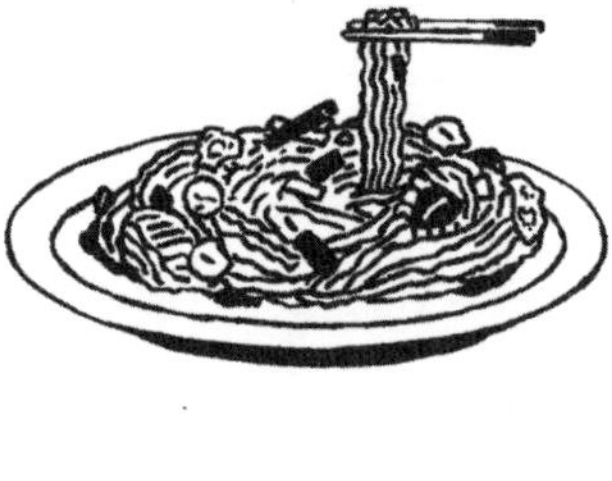

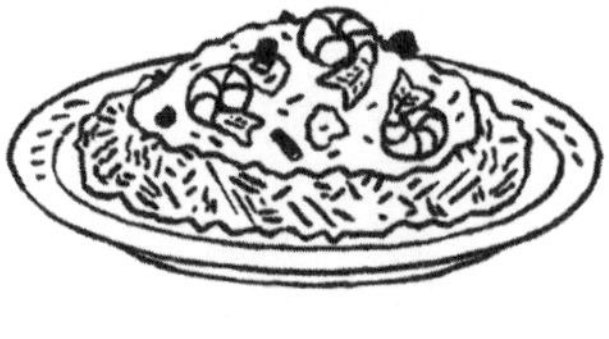

如果麵上面有滿滿的配料，請先從這些配料開始吃，以達到「碳水化合物後食」。而一般炒麵的話，可以先吃黃綠色蔬菜較多的沙拉或炒菜。

廣東炒麵通常會淋上醋和黃芥末，不過清爽的長崎烏龍炒麵，一般都會淋伍斯特醬（編注：味道有點像烏醋，有蔬果和香料的辛香，日式醬汁比英國的多了些甜味，少了辛辣味）。如果你問我，該用什麼醬好，我的建議是醋。**醋會使血糖上升緩慢，與醣類組合是個好選擇。**

若是有自備橄欖油或荏胡麻油，淋上一大匙，不但飯後血糖值不易上升，又能增加飽足感。

林林總總各種口味的麵類中，中式麵條或義大利麵用的是高筋麵粉，有研究指出這些麵與蕎麥麵相比，血糖上升速度會相對較慢。

義大利麵的優點是大多會和著油一起吃；拉麵沒有和著油，以粗麵與細麵比較，粗麵有嚼感會比較好；至於中華涼麵，加入荏胡麻油或橄欖油等，會讓血糖不易上升或下降，也更有飽足感。

063

該選哪一邊吃？

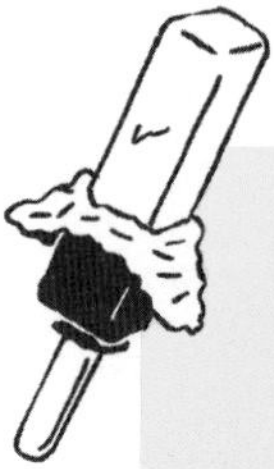

牛奶雪糕

VS

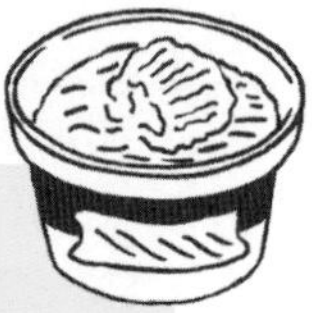

高脂肪冰淇淋

A. 高脂肪冰淇淋

巧門在這裡

選擇乳脂肪多的濃醇冰淇淋來吃吧！

在日本，有關於冰淇淋的法令規章，按照「乳固形物」與「乳脂肪」的比例，將冰淇淋類分成「冰淇淋」、「冰奶（Ice milk）」、「雪糕（Lacto ice）」三種。

冰淇淋屬於高脂肪，乳固形物在百分之十五以上，其中乳脂肪在百分之八以上，製作方法繁多，有使用濃縮乳，也有以生乳為基底，加入鮮奶油等。冰奶的乳固形物在百分之十以上，其中乳脂肪在百分之三以上。雪糕則是乳固形物在百分之三以上，乳成分和乳脂肪都很少。也就是說，雪糕是加入砂糖和稀牛奶凝固製成的。

三種比較起來，我建議選擇高脂肪的冰淇淋。考慮到它通常是做為下午的點心，盡可能維持飽足感和抑制飯後高血糖是主要重點。

按照這個邏輯，最差的是脂肪含量少的冰沙。很多人以為它卡路里低比較好，但冰和砂糖實在不適合當下午點心。

食的捷徑

放在冷凍庫冰凍起來，就能變成好吃的點心

你還擺在櫃子裡嗎？

別人送的糕餅點心或蜂蜜蛋糕，

比冰沙或冰棒還好吃哦！

有些食品冰凍再吃，

炎炎夏日，真想來一客霜淇淋或是冰棒。

雖然到便利商店就能買到市售冰品，但是，我

習慣在家裡做些好吃又簡單的點心。

那就是把「甜品冰在冷凍庫」做成點心。

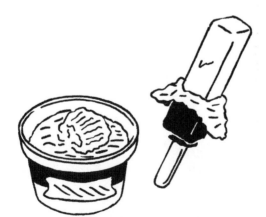

不用出門花錢買冰淇淋，也能吃到沁涼美味的甜點。下次若是收到甜點禮盒，不妨冰起來試試！

我的最佳推薦是寒天。只要把蜜豆冰用的寒天切成適當大小，放進冷凍庫就完成了。它會變成沙沙的感覺，口感很像冰沙，十分好吃。把凍寒天和切成一口大小同樣結冰的香蕉、奇異果混在一起吃，就是一道膳食纖維豐富的冰沙。

還有，蜂蜜蛋糕冰過也非常好吃。做法是將它切成一口大小，放入密封袋冷凍。凝結後蛋糕會縮小，這樣一來，蜂蜜蛋糕的負面因素（碳水化合物和大量砂糖）也會變小。等到點心時間，取出一個來吃，你會驚訝的發現，甜味比常溫時更甜。而且一整條蜂蜜蛋糕很難一口氣吃完，有時候也滿令人困擾的，但像這樣切好冷凍起來，就不用在意保鮮期，優點多多。

吃冰淇淋時，也可以用水果或堅果作裝飾，多多應用加法飲食吧！

第 4 章

從今天開始實踐足立式的聰明吃法

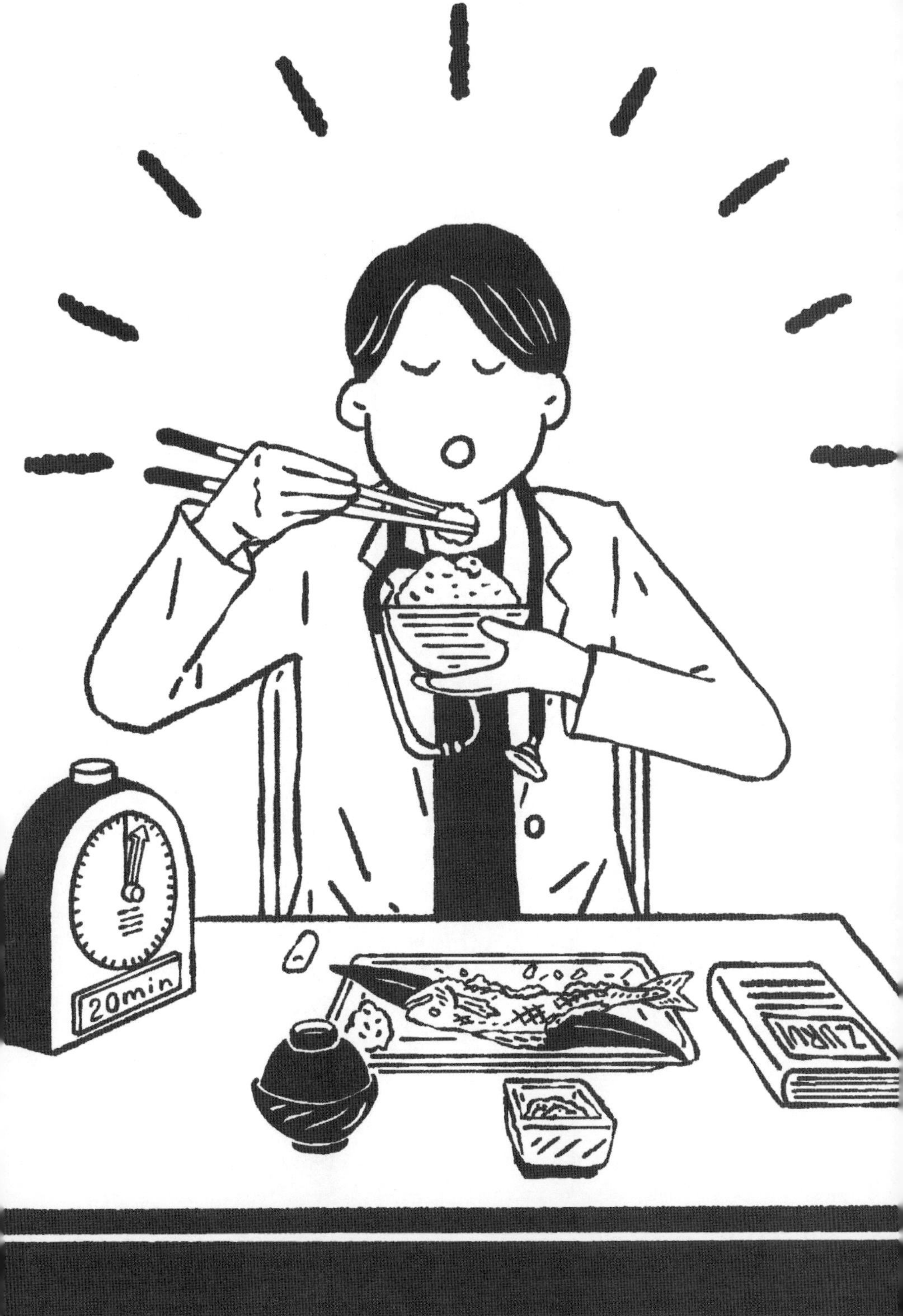
20min

064

養成定時器和料理一起上桌的習慣

我用餐時都會在餐桌上擺一個定時器，設定好二〇分鐘後再開始吃飯。眼睛不時瞄著定時期，試著花二〇分鐘把餐點吃完。

吃飯細嚼慢嚥才能增加飽足感，但是花二〇分鐘吃一頓飯其實相當困難，即使打定主意慢慢吃，卻總花不到十分鐘就吃完了。許多日本人都是用十～十五分鐘解決一餐。

設定好定時器，放在餐桌上再開始吃飯的話，料理剩下的量和剩多少時間，之間關係就能一目瞭然，也容易分配步調。

有些人習慣看手錶或牆上掛鐘吃飯，這也沒有問題，但是定時器只單純顯示剩餘時間，讓人不需要在吃飯時思考「我是從何時開始吃的？」或「剛才是〇點〇分開始吃，所以，〇點〇分時正好二〇分鐘」，比較不會干擾到進食。即使是這麼簡單的一件事，在專心吃飯時都會不自覺的忘了。而廚房定時器，不妨選擇功能最少、只顯示數字的簡單款就好。

設定定時器吃飯之後，我才發現到，不論怎麼比較，吃起來最難耗時的食物，都是麵類拔得頭籌。因為麵一定要趁熱吃，在它還沒軟爛發脹之前開動，否則就不好吃了，而且也沒有嚼勁，呼嚕呼嚕就吞進肚子裡，很難拉長時間吃它。炒飯、咖哩飯、蓋飯等單品料理，同樣都吃起來不太費時。

用餐最耗時間的還是定食類。定食有各式各樣的菜餚，還有附湯，很容易調整時間。當然，這時候絕不能忘了碳水化合物後食。

迴轉壽司也是，一邊選料一邊吃，看起來好像很花時間，但製作醋飯的壽司醋裡，其實含糖量不少，而砂糖會使血糖值急速上升，所以飽足感會變差。

吃迴轉壽司的時候，先吃生魚片或魚雜湯，再吃油脂量高的壽司料（中腹、青魽、鯖魚、海膽、鮭魚卵等），醋飯少吃一點，是比較聰明的吃法。

065

在炸豬排店，少吃白飯，多補充一些高麗菜

炸豬排外側麵衣會吸附植物油，吃起來鬆脆又有嚼勁，是一道飽足感很好的料理。

而且，很多家炸豬排店都有提供「高麗菜、味噌湯免費續點」的服務，去到有這種服務的店家，務必盡量多點些高麗菜。味噌湯就不用續點了。

炸豬排店提供的高麗菜絲，營養並不高，但如果目的是為了「花時間進食」，它倒是很能發揮效果。其他餐點若是白飯後食，除了有味道的配菜之外，都令人興致缺缺，沒有食慾。但是炸豬排×高麗菜的組合，白飯後食就不會難以下嚥，而淋上塔塔醬或沙拉醬，也容易有飽足感。

另外，足立式吃法是在料理上桌後，把白飯和醃菜擺在一邊，先放慢速度吃炸豬排、高麗菜絲和味噌湯。

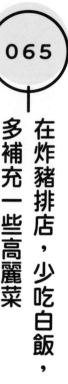

第一步**「專攻炸豬排」，鎖定主食，不吃其他多餘的東西，應該更能品嚐到主食的美味。**

續點一份高麗菜，然後再吃炸豬排、喝味噌湯，吃了約三分之二左右，就可以開始吃白飯了。這就是「碳水化合物後食」。至於醃菜就配飯吃，然後把剩下的炸豬排吃完。肚子飽了之後，就把飯留下來吧。若是**覺得剩飯太浪費的人，一開始點餐時，可以請店家把「飯量減少」。**

不只是炸豬排，吃定食也應慢慢吃完三分之二的菜，再開始吃飯。炸魚排定食、生魚片定食，也同樣是白飯後食。血糖上升會變慢，飽足感也會變好。高麗菜續盤是細嚼慢嚥的好幫手。

這一招在吃炸豬排之外也可以用。

平常的餐點，如果有肉或魚，就與黃綠色蔬菜組合起來吃。即使沒有飯，也可以吃到菜餚，並且吃到大量蔬菜。

066 點用酒館的沙拉，要求淋醬另外放，再加點橄欖油

從事營養指導、飲食諮詢的專業營養管理師，對於外食經常會說：「外食的味道太重，鹽分過量。」

市售食品的口味，為了讓多數人都覺得好吃，調味大多會下得比較重。

而外食特別要注意的是沙拉。

相信有不少人經過連日外食後，為了健康的理由，在點餐時會加點沙拉。但是，各位有沒有考慮到淋醬的鹽分含量呢？淋上滿滿醬汁的沙拉，吃起來會不會有「淋醬太鹹」的感覺呢？

一大匙（十五克）的淋醬中食鹽約有〇．三克～一克。既然是特地為了健康而吃沙拉，若是淋醬加得不對，反而變成鹽分滿點的不健康沙拉了。

在餐廳或酒館點沙拉的時候，可以請店家將淋醬另外放，不要直接淋上去。淋醬另外放，自己只取適量使用的話，可以為避免過鹹而減去多餘的分量，以達到減鹽的目的。

而不使用淋醬，將沙拉和炸雞塊等其他重口味的菜一起吃，則更有減鹽的功效。

繼而在點沙拉的時候，向店家要求給一點橄欖油，用橄欖油代替醬汁搭配沙拉吃。餐廳裡大多有烹調用的橄欖油，所以不妨問服務生「可不可以給我一些橄欖油」，像這種吃沙拉的方式，可同時攝取好油，是我非常推薦的。可以盡量多淋一點，之後再用鹽和胡椒調整味道。

第一次這樣要求時，可能需要一些勇氣，不過請務必試試看，這是外食族很容易實踐的聰明吃法。

067

成年人應選擇「嚼勁十足」的食物，跟「鬆軟滑嫩」說 Bye-Bye

「我喜歡吃漢堡肉、咖哩飯，還有義大利肉醬麵。」

有些人雖然長大了，口味還是和兒時一樣，永遠都只吃相同的食物。這些料理都是軟嫩、不用費力咬就能吞下去的食物。

偏食或對某些食物愛惡分明，對一個大人來說，可能會有不少困擾，像是在外食的選擇上比較辛苦，而且不只是和朋友聚餐，工作上與人往來應酬等，都可能會出現阻礙。

最重要的是，這會造成營養不均衡，健康方面令人擔憂。

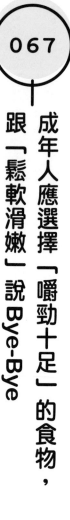

只吃軟嫩的食物，進食時間會縮短吧，最後就衍生出血糖急速上升，也就是飯後高血糖的問題。此外，飽足感減少，也有可能成為肥胖的主因。

每個人對食物的好惡是他的個性使然，我們應該給予尊重，但是如果因為對某種食物的嗜好而導致肥胖，現在有意想瘦下來的話，要不要試試「不勉強的變革」呢？重點是不勉強自己。

這套方法首先要做的，不是控制卡路里，而是改善營養的不均衡，以及在餐點中慢慢加入「有嚼勁的食物」。把用餐的時間拉長，就可以防止血糖值快速上升。

舉例來說，韓式涼拌小菜、炒牛蒡或金平蓮藕、胡蘿蔔或西洋芹的醋漬醬菜、醃漬章魚或花枝、雞胗等食用時需要充分咀嚼的菜品。混合美乃滋或是撒咖哩粉，也都是不錯的選擇，只要自己吃起來方便，怎麼調理都沒有問題。然後逐漸增加有嚼勁的食物量和範圍，讓進食的時間更加延長。

從今天起，就和軟嫩食物說再見吧，成年人請選擇需要好好咀嚼，「嚼勁超群」的料理。

068

熟齡朋友到燒肉店點菜，牛五花少點些，內臟類多一點

大家都有去過燒肉店吧？

年輕的時候，喜歡油脂豐富的牛五花，但隨著年紀漸長，進入熟齡之後，有人可能會說「油脂還是別……」，所以，建議熟齡朋友在燒肉店點菜時，最好以內臟類為主。

其實除了小腸、大腸之外，肝臟、牛舌、牛頰、心臟、橫隔膜、第一胃（牛肚）、第二胃（蜂巢肚）、第三胃（毛肚）、第四胃（皺胃）、子宮等，只要是正肉以外的肉都屬於內臟類。口味和口感、熱量以及營養特徵都各不相同，變化之豐富可以說是它受歡迎的祕密。

正肉中的牛五花（肋骨肉），每一〇〇克就有五一七大卡的熱量，蛋白質十一克、脂肪五〇克，幾乎不含任何維生素。若想吃的話，不妨烤二～三片解解饞，其他就吃腰

脊肉吧。

相對於肉品部分，牛內臟的成分請參考下面這張表。

少吃一點軟嫩的牛五花，多點一些有嚼勁的牛肚等內臟類吧。喝酒吃這些內臟比較花時間，**少量就能獲得滿足感，而且也有飽足感**。有時因為店家調味比較重的關係，酒量也會跟著增加，所以最好選擇調味較清淡的燒肉店。

了解各種內臟的特色，聰明選擇的話，也能看到瘦身的成效。不需要因為在減重期間，就一直忍著不敢吃烤肉，偶爾不妨上燒肉店好好吃一頓，激勵自己成功瘦身吧。

（每 100g）

內臟名	卡路里	其他營養素
牛腸	287kcal	蛋白質　9.9g 脂肪　26.1g 維生素 B_{12}　20.5μg 鉀　180mg
牛大腸	162kcal	蛋白質　9.3g 脂肪　13g 維生素 K　15μg
牛肚（水煮）	182kcal	蛋白質　24.5g 脂肪　8.4g 鉀　130mg

069

要吃炸物，選天婦羅不如選炸魚排，選炸魚排不如選炸雞塊，選炸雞塊不如選素炸

油炸食物，不論做為菜餚或是下酒小菜，都極受歡迎。但它也是控制熱量期間首要的「禁食」對象。不過如果懂得用上聰明吃法就ＯＫ。

既然要吃油炸食物，哪一種才是最佳選擇呢？

天婦羅，也是日本料理的代表之一。吃天婦羅時，海鮮和蔬菜會跟油一起吃進去，因此飽足感很好。烹調時注意食材不要沾太多麵衣，刷兩下就可以放進油鍋去炸。

但比起天婦羅，我更推薦的炸物是炸魚排。剛炸好起鍋的炸魚排，鬆脆爽口，而且吃的時間會拉長。

比起炸魚排，我又更推炸雞塊。油炸時會逼出雞肉的油（動物性脂肪），與炸油（植物性脂肪）交換。

最值得推薦的油炸食物是素炸。素炸就是不裹麵衣直接油炸，可以攝取到食材本身和油，沒有多餘的醣類，而且還能品嚐到食材本身的鮮味，所以嘴饞想吃油炸食物時，請吃素炸吧。

油也有許多不同的種類。肉的脂肪、豬油、奶油、椰子油是飽和脂肪酸，不容易氧化，常溫下會凝結；橄欖油、亞麻籽油、芥花油為不飽和脂肪酸，不易蓄積在體內，常溫下呈液態狀。而雖然有些說法認為肉的脂肪對身體不好，不過牛或豬的脂肪中含有「亞麻油酸（Linoleic acid）」和「油酸（Oleic acid）」，都有讓膽固醇下降的功能。

只要我們不是每餐都吃油滋滋的食物，油脂在日常中就不太會有攝取過多的情形，不用自己嚇自己。請多了解油的種類，有效的運用它吧！

例如，荏胡麻油、亞麻籽油、ＭＣＴ油（ＭＣＴ＝中鏈三酸甘油酯）不適合加熱，可以直接淋在生菜沙拉上。另外，橄欖油和玄米油耐高溫，適合用來炒菜。超市裡的油品琳瑯滿目，請務必看清楚再買。

070 點烤雞串的通關密語是「鹽少放點！」

進到燒肉店或是串燒店點菜，調味通常有「醬汁」和「鹽」兩種口味。請問各位，一般你都會點哪一種？

醬汁口味甜甜鹹鹹的，用的調味是以醬油和砂糖為基底熬煮而成；鹽味則是在食材表面撒鹽。

真要選的話，盡可能避免點醬汁口味，以免導致血糖值快速上升。只點少許沒有關係，不過甜鹹醬汁會促進食慾，也會造成血糖上升。

另外，在點鹽味時，盡可能叮嚀「鹽少放點」。既可享受食材本身風味，而且只要少量鹽分，應該就十分美味了。不行的話，就加點些沙拉、涼拌豆腐等，沒有多餘調味或淡口味的菜餚。

「今天想吃醬汁口味的！」真的嘴饞也不需要忍耐，點餐時加點一大盤高麗菜、烤香菇、烤蔬菜等，只要跟沒鹹味或是淡口味的食物一起吃就ＯＫ。如果是吃烤肉，可以和烤蔬菜一起吃，或是用生菜葉包起來吃（詳見七十九頁）。此外，不要再使用蘸醬，酒不要喝過量，飯也不要吃太多。

烤雞串中，我推薦的是雞胗。因為不論哪一家店都有，而且咬起來Q彈有嚼勁，越嚼越是口齒留香。吃烤肉的話，可以點些內臟類的品項。

烤雞串是用直火從下方直接燒烤的料理，多餘油脂會滴落，因而形成「健康」料理的印象，做為下酒菜也相當合搭。從聰明吃法的理論來看，增加油量才能提高飽足感，所以加點一些有使用到油的料理，比如炒青菜之類比較好。

炒青菜，盡量也在點菜時請店家「少放鹽」。

請參考書中一一四～一一九頁介紹的足立式居酒屋聰明吃法和飲酒法則。

071 說到青菜的選擇，山茼蒿是最佳首選

綠色蔬菜，在吃沙泣或味噌湯時，是非常方便的「＋1」食材，也是可以放在冰箱冷藏保存的蔬菜之一。青菜的種類有菠菜、小松菜、山茼蒿等。

其中，我最推薦山茼蒿。由於它是菊科植物，又在春天開花，所以在日本叫做「春菊」，關西人稱它為「菊菜」，獨特的香氣也相當受人喜愛。

青菜中的菠菜，是一種草酸含量高的蔬菜，攝取過量的話，有可能引起尿道結石。但是，草酸經過水煮會溶於水中，所以只要不生吃，煮過或燙過再吃就沒有問題。

山茼蒿草酸含量少，摘取葉片部分做生菜沙拉也十分好吃。煮火鍋時，它可以直接下鍋，不像菠菜那樣，需要經過事前處理，非常方便。山茼蒿做成燙青菜或用芝麻涼拌，也不像菠菜會滲出澀水，只要氽燙一下就行了。這時候不要煮太爛，保留一點嚼勁，會很

好吃哦！

由於茼蒿菜多給人火鍋菜的印象，很多人會只蘸橙醋來吃。它沒有澀味，生吃也很適合，可變身為日式或西式等各式料理，火鍋之外也都可以使用。這裡介紹一道簡單的做法。

豆腐與山茼蒿的蒜味沙拉

1 瀝去豆腐水分，摘取茼蒿葉。將無鹽核桃（原味）粗略切碎，大蒜切薄片。
2 豆腐切成大塊，放入碗中，把茼蒿葉和核桃鋪在豆腐上。
3 在2中淋上醬油或醋醬油、橙醋。
4 平底鍋加入1的蒜片和香油，小火加熱，直到香味散出，但注意大蒜不要煎焦了。
5 再將爆香的蒜油來回澆在3上面就完成了。

072

吃水果不會得糖尿病！蘋果和奇異果最值得推薦

各位平時吃不吃水果呢？我想，有些人每天會在飯後吃水果，也有人嫌剝皮麻煩，所以完全不吃水果；應該也有人因為聽說吃水果會變胖、會得糖尿病，所以漸漸不太吃了，對嗎？

但是，根據最近的研究，水果的攝取有可能降低冠狀動脈疾病、腦中風和第二型糖尿病的風險。也就是說，比起都不吃水果，常吃水果的人比較不會動脈硬化，並可降低高血壓引起的疾病風險。

水果的果糖不容易造成血糖上升，而水果所含的維生素B群，是將醣類轉換成能量的營養素，所以比起吃含砂糖的糕餅，吃水果更健康。

而水果中，又以奇異果、有咬勁的蘋果，以及葡萄柚、蜜柚等柑橘類，或是莓果類，最值得推薦。

奇異果只要切成兩半，用湯匙挖取就可以輕鬆享用；蘋果四季都吃得到，價格平穩，不用去皮也能吃。莓果類大多沖洗一下就能直接吃。以前不太吃水果的人，請務必試著多吃水果。

當然，攝取過量也會有不良影響，可是日本人的水果攝取量實在是太少了。在日本，平日會攝取水果（一天二〇〇克以上）的人只占全體的兩成，二十～四十歲的世代甚至未達百分之十（依據二〇一四年日本國民健康營養調查的水果攝取量），從世界性的角度來看，這樣的攝取量都算太少了。每天吃一～二個水果並不會食用過量。儘管如此，卻還是有人說「吃水果會得糖尿病，不要吃過量」，實在很好笑。

第 1 章介紹過奇異果的加法飲食，請務必將水果加在餐點或是點心。另外也可以在「碳水化合物後食」時使用。

073

做些彩色蔬菜放著，當作常備菜吧！

近來在超市蔬菜賣場可以買到的蔬菜種類增加不少，看過去五顏六色的，色彩十分豐富。餐桌上若能組合各種顏色的蔬菜，從營養面來說，也會成為出色的料理。

哪一種蔬菜含有什麼成分，學習這些知識也許很困難，但如果先撇開這些知識，只是在蔬菜店或超市選購不同顏色的蔬菜，我想不但簡單又愉快，而且還能買到營養價值相當高的食材。

最近，「常備菜」相當受到青睞，女性在忙於工作和照顧孩子之餘，若趁週末空閒時做些可以放的料理，就能隨時在餐桌上加菜。

常備菜多用些彩色的蔬菜吧。如果主菜是油炸或炒菜等顏色較少的料理，只要＋1，餐桌馬上就會華麗起來。

舉例來說，用彩色蔬菜製作一道「普羅旺斯燉菜」（Ratatouille）當作常備菜，做成冷菜也很可口，建議可和肉或海鮮一起炒。其他不妨也備些切好的蔬菜。

簡單做！普羅旺斯燉菜

1. 茄子、紅黃甜椒、青椒、櫛瓜、洋蔥、杏鮑菇等切碎或切成圓片，按自己喜歡的切法去切。如果冰箱還有用剩的蔬菜，也可以拿出來切一切。
2. 平底鍋或湯鍋放入橄欖油和切成薄片的大蒜，以小火加熱至蒜味飄出，不要煎焦。
3. 放入1，用中火熱炒，淋一點油，等到變軟後，將水煮罐頭番茄切塊（完整番茄也可以）放進去，加鹽，不時用煎鏟翻攪混合一下，煮到湯汁收乾就完成了。（用整顆番茄的話，就在鍋中以煎鏟壓碎熬煮。）

撒些起司粉，丟兩三片羅勒葉也行。不放鹽，改用帶鹹味的高湯粉（雞粉），也可以享受口味的變化。

074

醋拌涼菜好料理！混合醋與水果的創新口味

醋拌涼菜給人健康的印象，但是也有缺點。日本的醋拌涼菜基本上都是用三杯醋等混拌而成，而這三杯醋中含有砂糖，鹽分多，不含油。

因此，我們來做自創的混合醋用在聰明吃法吧！

主材料的醋，我們用米醋、玄米醋、黑醋等。高湯則用昆布、柴魚高湯，或是泡過蝦米的水。

鹽和醬油少放，油的部分加入植物油或香油、橄欖油；另外可加些胡椒或咖哩粉、羅勒、奧勒岡葉等辛香料，讓味道更有個性。醬油用泰國魚露或越南魚露代替，會帶有異國風味。不放砂糖。

用混合醋做涼拌菜，不只限於蔬菜，最好加入蝦或花枝等蛋白質，這樣去蒸煮滲出來的湯汁或蒸汁，當作混合醋的高湯，味道會很鮮美。

另外再介紹一道做法十分簡單，可以快速上菜的「醋拌蘿蔔絲乾」。

將刨成絲風乾的蘿蔔絲乾，連同醋、胡椒、橄欖油放進夾鏈袋，密封起來就完成了。蘿蔔絲乾會吸收醋汁還原，咬勁不同於一般蘿蔔絲乾，吃在嘴裡會一直咔滋咔滋。然後加入汆燙過的豆芽菜或菠菜、胡蘿蔔等，簡單拌一下，就會變身為韓式風格的醋拌涼菜。由於加了橄欖油，即使沒放糖也不會很酸，是一種味道很溫和的醋拌涼菜。就算是不太敢吃醋的人也能吃，請務必試試。

另外，有些水果帶有甜味和酸味，推薦大家也可以用水果來代替醋。像奇異果、木瓜、鳳梨和桃子都跟沙拉很合搭。在沙拉上淋一點橄欖油，加上切片的芭樂和檸檬，讓沙拉帶一點好的酸味，也很好吃哦！

075 加進羊栖菜，嚼勁和膳食纖維都UP！

羊栖菜是一種應用範圍很廣的食材，有「嚼勁」，又含有豐富的膳食纖維、鈣、鉀、碘等微量元素。羊栖菜長時間燉煮會變軟爛，控制好加熱時間，可調整成較硬的口感，像超市賣的市售滷羊栖菜，就還保留了充分的嚼勁。

足立式聰明吃法重視嚼勁，所以請參考下列的創意做法。

〔點子1〕

煮什錦飯時，將配料鋪在米上面，連同簡單沖洗過的羊栖菜一起放入。

〔點子2〕

將小松菜、甜椒、水煮竹筍等蔬菜切絲，用香油快炒，再加入羊栖菜混合。

〔點子3〕

將生菜沙拉和羊栖菜在沙拉碗中混合。

〔點子 4〕

做青椒肉絲的時候也加入羊栖菜。

〔點子 5〕

速食杯湯也可以加羊栖菜。

考慮到鹽分的用量，調味可以淡一點，這樣混入各種配料之後，羊栖菜就會呈現出恰到好處的鹹味。

二〇一五年，文部科學省發表「日本食品標準成分表二〇一五年版（七訂）」，其中揭露了羊栖菜（乾燥）在加工時，若使用鐵鍋，它的含鐵量有五十八・二毫克；但若是用不鏽鋼鍋加工，卻只有六・二毫克的鐵。現今生產工廠用的幾乎都是不鏽鋼鍋，而且這還是乾燥狀態下每一〇〇克的含量，還原後的羊栖菜含鐵量更少，用不鏽鋼鍋就只有〇・三毫克。

但是，如前面所介紹，羊栖菜在每個創意點子中都很好應用，是「加法飲食」最理想的食材。請多加運用，提升菜餚的嚼勁和膳食纖維。

076

山藥泥和納豆等「攪拌系」不要加在飯裡吃

日本人會將磨成泥狀的山藥、高湯和調味料拌成「山藥泥」，淋在白飯或麥飯上，做成「山藥泥飯」或「山藥麥飯」。而米飯的良伴「納豆」，營養價值高，可能有人每天都吃吧。

但是，這些攪拌在飯裡，黏糊糊的「攪拌系」食物，常會讓人一不留神就吃完一頓飯。吃太快，會造成血糖快速上升，是飽足感很差的吃法，所以要打上NG。

因此，針對什錦飯的「聰明吃法」出現嘍！

山藥泥和納豆不只放在飯上，也可以做成小菜，調整成用筷子吃的料理。

用筷子吃滑溜的食物，需要花時間，自然吃飯速度就會慢下來。此外，因為沒有放在飯上，先吃三分之二納豆或其他菜，再把山藥泥淋在飯上面吃，也是某種可能達到「後食」的狀況。

而且還可以做其他調整。山藥泥、納豆加入同樣黏稠系的秋葵、海蘊、和布蕪，加以攪拌，再與鮪魚等海鮮料混合，就能完成一道材料豐富、可同時攝取到蛋白質的一品料理，而不只是黏糊糊的泥狀食品。量不多也沒有關係，用筷子去吃滑溜又黏稠的山藥泥，吃起來很費時吧，這樣正好！

這個滑溜又黏稠的成分，是一種叫做「黏液素（Mucin）」的物質，它是由半乳聚糖和甘露聚糖等多醣類與蛋白質結合而成，有保護胃黏膜和提高肝功能的作用。這種成分加熱就會分解，若要積極攝取，就不要做太多烹調手續，生吃是最好的方法。

可以慢慢吃，與碳水化合物以外的食材混合，瞬間變成飽足感極佳的料理。所以不用禁吃拌料配飯，只要多花點工夫，讓人不會呼嚕呼嚕猛扒飯就行了。

077

今天起，丟掉用湯匙吃飯的習慣吧！改用筷子吃咖哩飯

前一篇，我們介紹了用筷子吃拌料配飯的方法。不只是吃拌料配飯，平時習慣用湯匙吃的料理，也請改用筷子吃吃看。尤其建議吃飯速度快的人一定要試試。這麼做的話，不用刻意去想那二〇分鐘，也能自然而然將吃飯時間拉長。

我平時是用筷子吃咖哩飯，當然花的時間比用湯匙多，而且在煮咖哩時，也不煮成清湯，而是煮得很濃稠，加入很多有嚼勁的大塊材料。不只是吃法，也要把注意力放在做法上，這就是聰明的吃法。

吃炸雞塊時，也不要大口咬，而是用筷子分成小塊再吃。若想要切分得漂亮，就得學會正確持筷的方式。一口大小的炸雞塊可直接入口，所以下鍋時大塊的炸，吃的時候

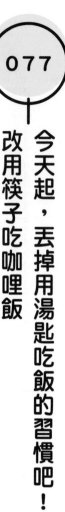

再多一道手續，然後小塊的吃，就是很好的吃法。

從大盤中取菜時，也請改成用筷子一點一點的夾，放棄用湯匙舀的習慣吧。

在中式餐廳吃麻婆豆腐、炒飯等，或是到西餐廳吃奶油燉飯、義大利麵時，也試著用筷子吃吃看。有些人也會用湯匙吃義大利麵，但如果只用筷子吃，一次夾的量無法太多，可以預防吃太快。

日本料理大多是用筷子來吃，茶碗蒸也可以試一下用筷子吧。用湯匙舀著吃，自然而然的會想大口吞下去，改用筷子的話很難夾住，應該會耗費較多時間。

也許有人會說：「我最會用筷子了。」這種人就不妨試著用刀叉，將碗盤裡的食物吃乾淨。因為平時善用筷子的人，有些不太會用叉子吃飯，所以進食的時間也會拉長。正好多練習練習，直到能靈巧的用刀叉吃飯為止。

這個方法不僅能抑制飯後高血糖的發生，靈活運用筷子、餐刀和叉子也是一種餐桌禮儀。

078

去壽司店，吃了生魚片，再專挑高單價壽司下手

不論在日本還是國外，壽司都是大受歡迎的料理。壽司醋中有加糖，很容易讓血糖值迅速上升，但是不必忍著想吃的慾望，這裡就介紹幾種在壽司店的吃法，不但可以享受美食，還能保持健康，甚至瘦身。

一開始先點些生魚片。從含魚脂、價格高的單品選起。也可以點酒，只要是小口啜飲，跟生魚片一起吃，就沒有問題。菜單中若是有海鮮沙拉、天婦羅等附餐，也可以點來吃。

接下來就是壽司了。同樣先選有脂肪、高單價壽司料的開始吃起。含脂肪的壽司料，吃了容易飽，飽足感也能持續。當然，便宜的鯖魚、沙丁魚、青鮒也很值得推薦。

有的書上寫，正確吃壽司順序是「從味道清淡的開始點」，原因是如果先吃味道濃

鬱的，就吃不出清淡口味的微妙。這個原則沒有錯，但是聰明吃法的壽司點餐標準，是「從高價開始」或是「從油脂多的壽司料開始」。

如果店家用的醋飯較多，請提醒「醋飯少」。通常在提出這樣的要求後，醋飯的量都會少三分之一左右。到迴轉壽司店用餐也要隨機應變。

另外，壽司店若是有供應魚雜湯，可以點一份，在吃壽司之前喝。湯裡除了魚雜之外，有時也會放入蔬菜、蒟蒻等，變成可以吃的湯。碳水化合物較多的生薑片（編注：用甜醋醃製的嫩薑薄片），不要吃過量。

魚脂的主成分是DHA和EPA，據說有預防心血管疾病的效果。

DHA是不飽和脂肪酸的一種，研究報告指出，它有降低血中膽固醇與三酸甘油酯、預防血栓、抗過敏及抗發炎等作用。EPA也是不飽和脂肪酸的一種，有預防脂質異常症（高脂血症）、動脈硬化，以及預防血栓、高血壓等作用。

079

味噌豬肉湯不是湯，把它當作一道好菜吧

大家可能會將味噌豬肉湯和味噌湯一視同仁，認為它們都是湯品，可是味噌豬肉湯會加入大量配料，嚼感十足，根本就可以算是一道豐盛的菜色。

豬肉之外，加入足量的豆腐、油豆腐、牛蒡、蒟蒻、菇類、胡蘿蔔、小芋頭、長蔥、荷蘭豆等，含有蛋白質、脂肪、碳水化合物、膳食纖維、維生素、礦物質等各種營養素。它已經不只是湯，可算是「需要嚼的湯」、「可以吃的湯」了。

味噌豬肉湯的優點是用料多，一個碗裡有大量的配菜，相對味噌量也就少了。與一般味噌湯比起來，外表同樣是一碗湯，但因為味噌量減少，鹽分也少了很多。

讓高湯發揮功效，也是進一步減少味噌鹽分的方法。以味噌豬肉湯為例，多使用豬肉、牛蒡等食材，使材料的鮮甜溶入湯汁中，這些配料組合會產生加乘作用，充分提出

鮮味和濃醇口感，即使減少味噌用量，也能煮出一鍋美味的湯品。小芋頭盡可能留到後面階段再吃。

雖然它有著味噌豬肉湯的名字，但實際上，湯裡面的蔬菜比豬肉多得多，所以膳食纖維也很豐富。

近年來，日本人的膳食纖維攝取量有減少的趨勢，每一天少十五克。本來二〇歲的年輕女性目標量為十七克，標準量為二十一克（依據厚生勞動省發布的〈日本人飲食攝取標準〉）。尤其有意瘦身而減少食量的人，對膳食纖維的攝取量又更少了。膳食纖維原本最適合想瘦身的人攝取，但是想瘦身減重的人卻減少攝取，真是件諷刺的事。按照聰明吃法，應該要刻意去攝取它。

煮味噌豬肉湯時，先將主材料用香油炒過，再注入高湯。由於材料中已有豬肉的油脂和油豆腐的油，所以油脂相當充分，而豬肉和豆腐有蛋白質，以及足量的膳食纖維，一看就知道這道菜飽足感也很好。

080

馬鈴薯燉肉的肉多放一點，高湯發揮功效的馬鈴薯燉「肉」

馬鈴薯燉肉是日本料理的經典菜色，也是不論大人小孩都愛吃的一道菜，可是考慮到瘦身和健康，會不會有點太……了？

那麼，我們就從聰明吃法上來思考吧。

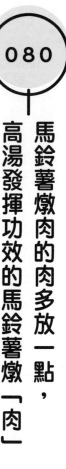

首先，對於馬鈴薯燉肉，我把想到的缺點都列下來。

【缺點1】

砂糖和醬油是主要的調味料，它會滲透到馬鈴薯，「碳水化合物（馬鈴薯）＋碳水化合物（砂糖、味醂）」，醣類太多，導致飽足感差。

【缺點2】

用這道菜來配飯，「碳水化合物（馬鈴薯）＋碳水化合物（砂糖、味醂）＋碳水化合物（米飯）」，這餐會碳水化合物過多。

【缺點 3】

豬肉只是用來幫馬鈴薯提味，用量少，成為以馬鈴薯為主的料理。

再來，我們用「加法飲食」彌補這些缺點，救救馬鈴薯燉肉吧！

目標是讓肉「反客為主」，馬鈴薯當客人就好！

所以，在**煮馬鈴薯燉肉時，增加肉的量，變成以肉為主，而不是馬鈴薯為主的料理，讓它成為名副其實的馬鈴薯燉「肉」。調味料也要注意，砂糖少放一點，以洋蔥帶出甜味，再用油炒過，發揮高湯的功能。**

如果是買市售現成的馬鈴薯燉肉，也不要拆開就吃，稍微加一道手續，把買回來的馬鈴薯燉肉放進鍋裡，加入滿滿的牛肉或雞肉，重新加熱。這樣也可以從以馬鈴薯（碳水化合物）為主的料理，變身為以肉（蛋白質）為主的料理。

用餐時，記得馬鈴薯要後食喔！

081

醬油的聰明用法
十大高明的減鹽技巧

「甜鹹料理」中，調味料主角是由醬油與砂糖擔綱演出，糖分和鹽分的調味都過多。但如果醬油和砂糖用得高明就OK。醬油這個好東西，是日本人長年釀造生產的傳統發酵調味料。

這裡所介紹的「醬油聰明使用法」，每一種都能立刻實踐。

技巧① 當作辛香料使用

燉煮時，要讓高湯充分發揮效果，只要加少量醬油，當作辛香料提升香氣，效果就會相當明顯。不過，如果剛開始煮就加進去，醬油的香氣物質會揮發，所以要**在關火前再加醬油，才能把香氣引出來。**

「運用有香氣的物質」是減鹽技巧之一，從這層意義上，它也有減鹽的效果。

技巧② 使用按壓式醬油瓶或噴霧式醬油瓶

家庭餐桌或小吃店桌子上都會放著醬油瓶。最近出現了按壓式醬油瓶，只要從頂部按下，就會從開口流出少量醬油。在迴轉壽司店用餐，想直接在鮭魚卵等軍艦卷上加醬油，用這種醬油瓶正好，只會流出少量，可達到減鹽的目的。

噴霧式醬油瓶是在小瓶子上附有噴嘴，就像香水瓶一樣。只要按一下，醬油就會在料理表面呈霧狀包覆，不論哪一種都能發揮減鹽功能。

技巧③ 不要在剛下鍋燉煮就加醬油等鹽分

煮魚或烹調筑前煮等和風料理時，一開始先用高湯去煮，最後再加入醬油，這樣高湯的鮮味會滲入食材，而鹹味附著在表面，也能讓醬油的香氣散發出來。鹹味沒有必要滲透到食材中，只要沾到表面就很好吃了。鹽分未滲入內部，就表示鹽的用量少。

技巧④ 先用高湯兌過醬油備用

做一碗用高湯兌過的醬油，可用於烹調，或是倒入桌上的醬油瓶。它雖然有減鹽的效果，但是不能放久，必須盡早用完。

技巧⑤　不要用甜鹹調味

有加砂糖或味醂的料理，會讓人想要加入更多醬油。盡可能脫離甜鹹調味，只用鹽和醬油調味就好。

技巧⑥　先用油炒過，防止醬油太入味

用加熱過的油先炒過，使食材表面定型，即便之後加入醬油，味道也不會滲入內部。鹽分只附著於表面，便可達成減鹽目的。食材的內部與表面味道不同，享受濃淡交錯的樂趣。

技巧⑦　活用生薑等辛香料

紅燒蘿蔔青鮒等料理，先用高湯煮過，再加入足量的生薑。生薑鮮辣的味道會滲入食材，即使少了原本的甜鹹味，只要在起鍋前加點醬油就會很好吃。

技巧⑧　用少許水蒸煮

燉煮食物時，水不要浸過食材，加少許水，保留素材的味道。如果加大量的水下去煮，素材味道會散逸，就需要放到足量的醬油。用內蓋或鍋中蓋壓住食材蒸煮，就算只加少量醬油也會很好吃。

技巧⑨　使用減鹽醬油

若是不想減少醬油量，那就用減鹽醬油吧，即使多用一點，也能達到減鹽目的。

技巧⑩　使用空氣進不去的密封醬油包

市面上推出新的密封醬油包，號稱空氣無法進入這種包裝，醬油不會氧化，可以永保新鮮。使用者可以享用長時間發酵製作的醬油色、香、味。倒出口也小，不會一下子倒出大量醬油。

以上十種聰明的醬油使用技巧都有減鹽效果，不妨參考看看。

082

味噌的使用順序!?起鍋前才用的減鹽技巧

味噌的卡路里比鹽或醬油高，但它是用大豆發酵製作而成，所以具有蛋白質含量多的特點。

味噌用得最多是在煮味噌湯的時候吧，它是一種香氣和風味兼具的調味品，因此不可以一開始就將味噌放進去。要在快起鍋前，再將味噌溶入，關火，否則無法帶出味噌的美味。而散發著香氣、風味絕佳的味噌湯，不但好喝，還能達到減鹽的目的。

這裡介紹一下醫院裡應用的減鹽技巧。

那就是將「減鹽味噌」結合普通味噌，製作成「混合味噌」。

減鹽味噌雖然少鹽，但坦白說口味不佳。而這混合味噌加了一半的普通味噌，所以比較好吃。

但是不要忘了前面說的「在起鍋前加入味噌即關火」的鐵則。

接下來再介紹幾種運用味噌，稍微做變化的調理方法。

首先是味噌口味的西式濃湯。起鍋前不加鹽，而加入味噌調味。牛奶和味噌的風味是絕妙搭配。

接著是**味噌煮鯖魚**。這道菜如果按照正常做法，砂糖和味噌會大量滲入食材中，不論從減鹽或抑制血糖方面來看，都不是值得推薦的調理法。甜鹹味很下飯，想吃味噌煮鯖魚，可以多放些生薑，在起鍋前溶入味噌，使表面沾點鹽味，而不要將味噌和食材一起燉煮。另外，用減鹽味噌也很好。

吃的時候，從沒放砂糖的其他菜開始吃，以防飯後高血糖的發生。

中國豆瓣醬雖然也是味噌的一種，但是屬於辣味噌，下鍋時會用油先炒香，著重的是辣味的活用，而不是取它發酵調味料的風味。用豆瓣醬做麻婆豆腐等，吃起來不會死鹹，而是具有多層次辣味的料理。辣味也是聰明吃法的技巧之一。

083

學起來，廚藝立刻升一級！高湯的聰明用法

餐點鹽分多，就會想多吃一點飯，所以不適合想減重的人。這時候「高湯」就是很方便的鹽分代替品。高湯發揮功能的湯品，即使只放少量的鹽也會好吃。

最近出現的高湯專賣店，颳起了一陣小小的「高湯旋風」。他們將柴魚片或飛魚等天然高湯材料摻合研製成粉末，有些裝在茶包袋中，賣況相當好，許多廠商都推出了類似產品。

以前的雞湯塊或高湯顆粒，也多了減鹽品項。「蔬菜高湯」口味溫和，適合用於各種料理，因此也相當暢銷。還有賣一次份長度的昆布，小魚乾用水煮到沸騰後再滾十分鐘就行了，就算不用味素也可以簡單製作出高湯。

高湯除了用在和式湯品或茶碗蒸、沾麵醬汁、燉煮和火鍋之外，用在西餐的濃湯、

燉菜上也能加分不少。昆布高湯鮮味的真面目是「麩胺酸（Glutamic acid）」，柴魚片是「肌苷酸（Inosinic acid）」，乾香菇是「鳥苷酸（Guanylic acid）」。不過，眾所周知，如果將幾種鮮味加在一起，會形成「鮮味加乘作用」，引出的鮮味會比單用一種更強烈。

最近流行將綜合天然高湯粉放在茶包袋的商品，其鮮味的強度，也許就是它之所以會掀起熱潮的原因。

減鹽型高湯塊或高湯顆粒的增加，就表示以往的舊款都含有鹽分，烹調時應該留心這一點，先試味道再看情形加鹽吧。

和式高湯食材除了上述的昆布、柴魚片、小魚乾之外，還有飛魚和乾香菇。其他像是用貝類（鮮味物質是琥珀酸）、肉、骨、蔬菜等各種食材熬煮，也能熬出好喝的高湯。讓我們靈活運用這些材料，做出好吃又減鹽的料理吧！

084

點心是瘦身的好夥伴！基準值為一天二〇〇大卡

「吃零食會變胖。」

「肚子餓也要忍耐！」

這些話是以前的瘦身法經常呼籲的。的確，忍耐可以抑制卡路里。但人畢竟不是機器，一次又一次的忍耐，反而會引出後座力。那就是「復胖」。

在外工作的人有時因為加班，或是辦公室與住家相隔遙遠，無論怎麼趕，到家時間都會很晚，所以午餐和晚餐的間隔時間拉得很長。而待在家裡的人，為了等待家人回家等各種狀況，晚餐也有延遲的時候。

因為這種狀況而空腹過度時，晚餐會出現吃太快或暴飲暴食的現象。這一點前面也解說過了。對應方法是，在用餐時攝取油或蛋白質，讓飽足感持久一點，減少空腹感。但是，有時候即使這麼做也很難壓抑空腹。

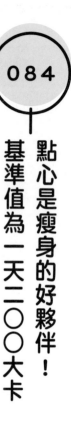

這種時候，就要在午餐和晚餐之間吃些點心，以防止晚餐過量進食。

那麼，點心該吃多少量才好呢？

再怎麼說，點心只是為了防止晚餐吃過量，如果連點心也吃過量，那就太划不來了。**我的建議是以「一天二〇〇大卡」做為標準。**這種程度的熱量，比較容易在餐點上做調節。

超市或便利商店賣的加工食品，包裝上都有註明熱量。參考它的數值，控制在二〇〇大卡應該很容易。

點心的標準……200大卡大概是這麼多！

飯糰	1 個左右
鹹麵包（有餡料）	半個～ 2/3 個
綜合三明治	2 片左右
蘋果	1 個左右
巧克力板（牛奶口味）	半塊左右
奇異果	2 大顆左右
花生	30 粒左右

085 每天一撮堅果當點心

「地中海式飲食」、「地中海式瘦身」一向以健康形象聞名於世。這是指義大利、法國南部、西班牙、希臘等地中海沿岸習慣的飲食風格。

一般來說，地中海飲食的特色在於蔬菜豐富，並且避開牛肉與羊肉，換成豬肉、雞肉和魚。

主要以魚貝類做為主菜，油脂使用未精製、不易氧化的橄欖油取代奶油，主食是義大利麵等穀類，也吃起司、優格等乳製品，以及黃綠色蔬菜、水果、豆類和堅果。這種飲食法能預防肥胖和糖尿病，進而延長壽命。

其脂肪能量為百分之三十五左右，日本推薦的脂肪比例為百分之二十～三十，相較之下，它的油脂量較多。地中海飲食使用大量橄欖油，這就表示油多的料理未必會造成肥胖。

而且依據地中海式飲食法，**建議每天食用一小撮（二〇克左右）堅果類。**

堅果類含有豐富的優質植物油，飽足感能持久，是瘦身時最適合的點心。如果空腹延續到晚餐，或是有點嘴饞，想要吃些什麼的時候，建議吃點堅果。多買一些小包裝的堅果，在點心時間吃。

不過，和其他點心一樣，也要注意堅果不要吃太多。另外，在正餐中可追加三〇～四十五克的橄欖油。

地中海飲食所建議的點心

乳製品	希臘優格 加工起司 卡門貝爾乾酪
蛋	水煮蛋
堅果類	杏仁果 腰果 花生
水果・蔬菜	奇異果 蘋果 柳橙 酪梨 番茄乾

086

巧克力種類繁多，選擇半苦口味！

市面上賣的巧克力，名稱看起來很類似，但其實種類五花八門。有巧克力板（固體巧克力），或是包了杏仁果、花生、威化餅等夾心口味，也有內部中空填入威士忌或奶油，或是在裡面塞玩具的巧克力等等。另外，還有巧克力火鍋、巧克力噴泉、巧克力冰，以及沒有用可可塊（Cocoa mass）的白巧克力。

可可塊本身非常苦，所以市售巧克力大多加了砂糖，讓人容易食用。砂糖是碳水化合物，也就是醣類，飽足感很差，但由於巧克力含飽足感佳的可可脂等油脂，因此被廣泛用在點心或零食上。

相信有很多人愛吃巧克力，很難拒絕巧克力的誘惑吧。那麼，要怎樣吃才算是聰明的吃法呢？

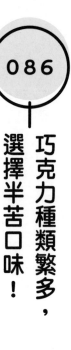

可可塊中含有抗氧化的多酚和抑制興奮的GABA（γ-胺基丁酸），所以請選擇減少糖分、強調抗氧化作用的半苦巧克力，或是強調具有放鬆、抗壓力作用的商品吧。這些巧克力商品都因為健康效果受到矚目，而且甜味較低。另外，有些加入大豆或黑豆的巧克力強調咬感，也是不錯的選擇。

不過，最需要小心的是杏仁果巧克力。杏仁果含優質油脂，但是常會一吃就停不下來，發現時已經嗑完一盒了。這種情形你也遇到過嗎？若是怕太好吃停不了的話，不如選擇同時吃巧克力板和杏仁果，也許比吃杏仁果夾心的巧克力，更能防止貪食過量的情形。而甜味較低的巧克力板雖然是好選擇，但如果你不喜歡，也不用勉強自己去吃它。威化夾心的巧克力，內有巧克力所含砂糖＋威化餅，等於是「碳水化合物＋碳水化合物」的狀態，再加上吃起來酥酥脆脆，不自覺就會吃太多。

另外，巧克力選擇小塊、小包裝的商品，也是防止過食必須多花的心思。

087

控制優格，瘦身更拿手

優格和優酪乳，你會選哪一種來吃呢？

我選擇優格，並且還會加入奇異果等水果，增加進食時間。

優酪乳的水分含量多，也就是說蛋白質會變少。既然要吃，當然要吃營養價值高的比較好。雖然市面上販售的優格具有各式各樣的功能，但是在優格中，我會建議選擇減少水分、富含蛋白質的無糖希臘優格。

無糖希臘優格不加其他材料，直接吃就已經相當可口了，不過我介紹一種方法，可以讓它成為正餐的餐點。

準備的材料有希臘優格和嫩豆腐。以一比一的比例混合，淋上檸檬汁，就完成一道優格豆腐醬了。可以將它淋在葡萄等水果或是甜椒等蔬菜上，最後再撒一點在烤箱烤過的舞菇。

這是一道色彩美麗、營養均衡度高，而且飽足感持久的料理。把紅椒烤一下，再淋上這種優格醬也ＯＫ。烤過的紅椒具自然的甜味，和優格非常合搭。

喜歡喝優酪乳的人，要不要試試自製優格飲品呢？

在果汁機中以無糖希臘優格和牛奶為基底，加入奇異果、堅果、椰子油打成汁，就成了水果冰沙。粗略計算卡路里約有二五〇大卡。一杯濃郁的三〇〇毫升飲料，喝起來得花不少時間。

可能因為加了油，拉長了消化時間，喝完之後測量血糖，幾乎沒有上下的變化，而且也有飽足感。若是在下午三點的點心時間喝，可以一路飽到晚上十點左右。

果然，只要加入油和蛋白質，就算其中有水果或含乳糖的碳水化合物，飽足感也能維持很久。

088

喝酒的時候要注意下酒菜比酒的種類更重要

有人曾經問過我：「為了健康，為了瘦身，喝哪一種酒比較好？」其實不需要為了會不會變胖來決定喝酒的種類，倒是在酒席上應該注意的是，不要飲酒過量，還有別喝太快。

而最應該注意的是，**喝酒時吃了什麼**。

喝酒時，情緒變得高昂，食慾增加，不知不覺就會吃太多。既然是在減重期間，當然不可以這麼做。

那麼，若要預防這種狀況，我們應該注意哪些地方，又該補充什麼呢？

第一，多選擇沙拉或生菜拼盤等鹽分含量低的食物。不要選馬鈴薯燉肉之類口味甜鹹的小菜，那會促使你不停的喝酒，一杯接一杯。選些生魚片、烤雞串等，可攝取到蛋白質的食物。天婦羅或炸雞塊等攝取得到油的食物也ＯＫ。如果想吃什錦粥或御飯糰等「飯」類的碳水化合物，也沒有關係，但是不要勉強硬塞。

此外，喝醉之前，點一些對身體有益的食物來吃，可以防止飲酒過量。

有人以為喝酒時什麼都別吃比較好。這是錯誤的。在我測量自己的血糖值，進行調查時發現，**喝酒時吃些東西，比起什麼都不吃，血糖值上升得比較緩慢。**

最好的飲酒方式，是和朋友一起喝，而不要獨自一人喝酒。因為跟大家在一起時，必須配合其他人進食的步調，可以防止吃太快或吃太多。而熱中於快樂的談話，有時會忘了繼續吃，甚至停下筷子的次數也很多。

獨自喝酒時，所點的菜常會是單品料理。但如果是和同伴一起喝酒，多會再點個什錦火鍋之類的鍋物。火鍋裡面有蔬菜和魚貝類，而且口味較清淡，可以說是瘦身期間最適合聚會點的料理了。

089

在酒館裡要注意小菜！從沒加砂糖的菜吃起

在酒館裡吃飯，有些料理要特別小心，那就是「小菜」。它通常會和第一杯酒一起送上來，最常見的是「醋拌海蘊」。感覺上，它似乎對身體有益，往往點的主菜還沒上來前，就會先把它吃了。但是，**其實醋拌海蘊中很多都加了砂糖，所以要特別注意。**

此外，在套餐料理中，有時梅酒會先上，而這裡面也用了大量砂糖，無法避免血糖的快速上升。

有砂糖的菜是沒關係的，所以，小菜和梅酒最好挪到後面再吃。**最先吃的應該是烤蔬菜或炒蔬菜、沙拉等。選擇沒有放砂糖的料理吧！**若是最後吃些卡爾帕喬（義大利生肉片）、烤魚或生魚片、牛排、烤牛肉、起司拼盤等，建議都做為先吃的料理。至於形象很健康的醋拌涼菜，則要特別注意。

而說到下酒菜，很多人會點毛豆。但因為碳水化合物多，並不建議一開始就吃。此外，酒館送上來毛豆會在四周撒很多鹽，如果直接就口吃，會攝取到相當多鹽分，等於在吃鹽，而不是吃毛豆。所以，請把豆子夾出盤子再吃。

點單品請店家調整，比點套餐再叮嚀要容易些。

如果套餐是一道一道送上桌，不如把用到砂糖的料理延後吃，先吃掉沙拉或炸雞塊等。在炸雞塊當中，又以啃雞翅膀最花時間，建議可以從這個吃起。

相反的，義大利餐廳的套餐料理，一開始會先端出卡爾帕喬等前菜，然後是沙拉、主菜的魚或肉，最後才會端出披薩或義大利麵，這就很符合聰明吃法。

「酒館的第一道菜決定成敗！」

最先吃什麼，會決定血糖值上升或飽足感的好壞哦！

090 美乃滋的熱量減半？

有些人非常愛吃美乃滋。我雖然說過，為了維持飽足感，料理中可以多用一點油，但是使用過量卻是個問題。

不知是否因為消費者在意美乃滋所含的油量，市面上出現熱量減半的「沙拉奶油淋醬」（故意不用美乃滋的名字。以下稱為熱量減半）。各位有用過這種產品嗎？「真是大好消息！」也許有人會這麼想，不過請先等等。

首先，看看熱量減半包裝上所寫的標示，列出了許多美乃滋裡面沒有的原料名。熱量減半雖然減少了油和醋的量，但是添加了各種各樣的成分，而且都是日本農林規格（JAS）規定美乃滋不能使用的，只為了讓它乳化，並且保有原味。由於只用醋和油攪拌，馬上就會出現油水分離現象，因此美乃滋加入了蛋，使它乳化而不能分離。

熱量減半減少了油和蛋，使用增稠劑幫助乳化；又因為減了油和蛋的濃度與鮮味，加入砂糖、蛋白加水分解物，也增加了食鹽用量來加重味道。

熱量減半最大的問題在砂糖（或是麥芽糖或蜂蜜）與食鹽用量的增加。有些使用全蛋的美乃滋大廠會用麥芽糖和砂糖，但是市占比最高的廠商只使用蛋黃，而且不用砂糖。

雖然卡路里低，但用了糖分，血糖值就會快速上升。同樣的意義上，無油淋醬含醣類過高，反而會造成飯後血糖值上升。

我們不斷的反覆提到，油的加法飲食具有瘦身效果，**但攝取過量的人，不如適量減少美乃滋的用量，而非改用熱量減半商品。**

另外，乳瑪琳中所含的反式脂肪酸，在體內分解的過程中，會消耗維生素、礦物質和消化酵素。持續性的攝取過多，會使動脈硬化、心肌梗塞等風險增加，這一點要特別注意。

091

美國名媛貴婦趨之若鶩的健康零食

各位知道美國名媛貴婦之間最近流行的話題「健康零食」嗎？它是一種「隨時補充少量食物，以避免出現空腹狀態」的習慣。

這種飲食習慣的提倡，受到美國年輕人的廣泛支持，選擇蛋白質豐富的零食、希臘優格、堅果、水果等，做為點心用的食物。每一種都是碳水化合物或醣類少量，以蛋白質、優質脂肪和膳食纖維為主的食物。

將這些食物設定在午飯與晚飯之間的下午三點到四點食用，熱量以二〇〇大卡為標準。如此一來，飽足感會持續到晚餐時間，就不會引發晚飯吃太快，或者是吃得太猛的狀況。

蛋白質是合成我們身體細胞與肌肉等重要的營養素，除了用來做為酵素和荷爾蒙的材料，也是保持免疫功能、守護身體不可缺少的元素。

以往的零食大多是以碳水化合物、醣類為主的食物，像是糕餅、甜品之類。但今後要不要轉換方向，在點心時間試著引進以蛋白質為中心，可攝取到優質脂肪和膳食纖維的食物呢？試著跳脫「點心＝甜食」的既有概念。蛋白質豐富的點心可維持較久的飽足感，在晚餐前不會受到空腹的折磨。

舉例來說，比較方便吃到的魷魚絲、迷你三明治、水煮蛋、優格、起司、奇異果等水果或堅果類，最適合當午後點心了。但是，務必謹記不要超過二〇〇大卡。堅果類方面，選擇沒有鹽味的產品，較能預防吃過量。

加工食品大多在包裝上都有標示熱量，而且現在這個時代用手機就能查到食物的熱量了。

此外，我的訴求並不是禁醣，也不是要大家跟糕餅說拜拜，什麼事太極端都不好，也不要勉強忍耐。

092 食材散發出鮮甜味的話，就能減鹽

餐點鹽分太多，就很容易吃過量。也就是說，為了達到瘦身目的，減鹽技巧也十分重要。

減鹽技巧1　使用有鮮味的食材

食材本身必須好吃。不好吃的食材，為了矇混過去，就只好加重口味，也就造成鹽分過度了。食材本身有鮮甜味的話，只要少量的鹽就會很好吃。

減鹽技巧2　用高湯來提味

組合高湯的素材，產生「鮮味的加乘作用」，會讓食材更加好吃。不只高湯用的食材，很多配料也帶有鮮味。熬煮過程中，鮮味會溶出，讓整道菜變好吃。

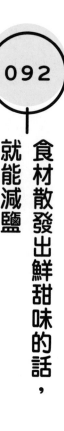

減鹽技巧 3　善用香草或辛香料

只靠鹽和醬油等鹽分，並不會讓料理變好吃。應該要靈活運用羅勒、奧勒岡葉等香草，和胡椒、山椒等辛香料，大蒜、生薑等香味蔬菜，以及芝麻、核桃等香醇的種子類。

減鹽技巧 4　使用油

油會增加濃醇度，即使只有少量的鹽也能很好吃。

減鹽技巧 5　善用酸味

酸味可提升料理的可口度。使用醋或柚子、臭橙等柑橘類。

減鹽技巧 6　不要讓鹽分滲入材料

加鹽後長時間燉煮，鹹味滲透進材料中的話，鹽分攝取量就會增加。燉煮料理先用高湯煮熟材料，最後再加鹽和醬油，鹽分只要沾到食材表面就好了。

093

在和食中加入異國料理

和食似乎常會給人健康的印象。的確，它有低卡路里，且有動物性脂肪飽和脂肪酸較少的特點，但是從很久以前，營養學家就一再提出警告，和食的鹽分太高了。

不只如此，我認為和食還有兩個問題：雖然卡路里低，但糖分多，會導致血糖值快速上升；而且它的油分少。這兩點都會造成飽足感不持久。

那麼，不吃和食比較好嗎？

倒也未必。當然，如果有人覺得「我討厭和食，但為了健康，還是勉強忍耐」，那也不必勉強自己。但以前喜歡吃，現在卻忍耐著不敢吃，反而會造成壓力，這樣是萬萬不行的。

吃和食時，可以用什麼樣的聰明吃法（加法飲食）呢？

在和食中加入別國的料理，降低風險。

舉例來說，甜鹹口味的「紅燒比目魚」，搭配地中海料理「普羅旺斯燉菜」，如何？普羅旺斯燉菜是用橄欖油和大蒜將茄子、甜椒、櫛瓜等夏季蔬菜炒過，再加入番茄、香草、紅酒燉煮的料理。先吃下鹽分少、有含油的蔬菜料理，就能減少紅燒比目魚高糖分、高鹽分的風險。用地中海料理來彌補和食的短處。

如果能了解一種料理的特色，就能與其他特色不重複的料理進行加法飲食。選擇能互相截長補短的料理，真的很棒。

這是足立式「加法飲食」的基本原則，「運用異國料理補足和食」只是實踐它的技巧之一。學會這個方法，對思考每天的菜單應該頗有幫助。

094

想吃鯖魚，不要用味噌煮，改用鹽烤

油脂豐富的鯖魚，您通常是怎麼吃的呢？

是不是很多人喜歡做成味噌煮？

我們來複習一下味噌煮的做法吧。

先在鍋裡放入水和酒，加入味醂、砂糖、味噌、生薑片，開火煮滾，再把用熱水燙過的鯖魚放進去，蓋上鍋蓋燜煮，起鍋時撒上生薑絲。

調味料和生薑可以消除鯖魚的臭味，讓它變好吃。但缺點是，甜鹹濃稠的味道來自較多的糖分和鹽分。尤其是糖分會導致血糖急速上升，是一大風險。

鯖魚、沙丁魚、秋刀魚等青魚類，含有DHA或EPA等不飽和脂肪酸（油）。

肉的脂肪是飽和脂肪酸，過度攝取會引起腦中風、心臟病等心血管疾病；反之，若攝取不飽和脂肪酸，則有預防這些疾病的功能，請務必積極攝取這類食材。

那麼，怎麼烹調對身體才會好呢？

鯖魚請改用烘焙紙鹽烤，別再做味噌煮了。

一般都是撒了鹽靜置一會兒再烤，不過撒鹽之後馬上烤的話，鹽不會滲透到裡面，而會形成減鹽的效果。

如果怕有魚腥味，可以在魚烤好盛盤後，鋪上大量的生薑或鴨兒芹等香味蔬菜。淋一點醋也很好吃。關於香味蔬菜，可參考七十二頁與七十三頁的介紹。

我並不是要大家都不要吃味噌煮，只是要吃的話，**另外再做個不放砂糖的蔬菜料理，並且從那道菜開始吃，用這樣的組合就可以避開風險。**請記住，不是「不吃」，而是花些巧思做「加法飲食」就行了。

095

既然都要花時間，就來實踐有禮、高雅的「貴婦吃法」！

想要實踐耗時的聰明飲食，其中一種方法就是「貴婦吃法」。學貴婦那樣高雅的用餐，不但吃得慢，也不會吃太多，飽足感也會變好。

1 不要以碗就口

貴婦吃法的基本原則，就是遵守用餐的禮儀吃飯。把飯碗拿到嘴邊扒飯，會顯得沒有教養，所以要留意優雅的用筷子取食。

2 用餐姿勢端正

向前弓著身體吃飯很不美觀。端正姿勢，和碗盤保持距離，將菜少量的用筷子夾取或用湯匙盛取，以免溢漏。

3 不要靜默吃飯

看著手機靜默吃飯是NG行為。請細細品嚐食材的味道和香氣吧，也別忘了感謝燒菜的人。如果可以的話，找個人一邊聊一邊吃，那就最好了。

4 就是要吃得優雅

注意吃飯的儀態，進食動作要優雅。一大塊炸雞直接送進嘴裡咬開，就不是優雅的行為，切成一口大小再吃吧。不過，將牛排一口氣分切成小塊再吃，是兒童的吃法，應該要邊切邊吃比較好。

此外，吃完應將碗盤都清乾淨。並不是不可以剩下食物，雖然不用勉強自己吃，但是出於對做菜者的感謝，也應該從對餐盤的用心來表現。

而外食的話，不要一次點太多，少量少量的點菜是一大重點。

096 如果要選豆漿，牛奶就夠了！

很多人都對豆漿抱持著健康的印象。由於黃豆含有大豆異黃酮，不含膽固醇，而且在健康方面，植物性蛋白質優於動物性蛋白質，這些都讓人感覺豆漿似乎比牛奶更健康。

大豆異黃酮在預防骨質疏鬆的成效上受人期待，即使是特定保健食品，主管機關也允許對大豆異黃酮做出「有助於骨骼健康」的標示。

但是根據國立健康營養研究所的報告，針對大豆異黃酮對骨骼有效性之相關綜合分析，尚未在有效性上做出明確的評價。

此外，大豆異黃酮在進入腸內後，會被細菌分解產生雌馬酚（Equol），而大豆異黃酮只對產生這種成分的人有效果。但日本只有一半的人口會產生雌馬酚。

以前，醫師會指示血中膽固醇高的人，減少攝取膽固醇高的食物，但是厚生勞動省在二〇一五年撤銷了〈日本人飲食攝取標準〉中的膽固醇上限，因為目前已知不論有沒有攝取含多量膽固醇的食品，都不會影響血中膽固醇數值。因此，豆漿不含膽固醇，或是牛奶含膽固醇這個條件，已經無關緊要了。

根據這些事實可以斷定，豆漿並沒有比牛奶健康，請依據自己需要豆漿中的大豆異黃酮（如果自己是雌馬酚的生產者），還是需要牛奶中的鈣質來選擇。總之，豆漿並沒有比牛奶更優秀。

097 與好友吃飯會改變飯後高血糖嗎？

前面介紹過，為了拉長吃飯時間，盡量吃有嚼勁的食物，或是在餐桌上設置定時器的方法。

而和好友一起吃飯，也是拉長吃飯時間的一大祕訣。

一個人獨自用餐，注意力會集中在吃這件事上，不論再怎麼努力，也會在一晃眼的工夫間吃完。但是跟好友一起聊著快樂的話題，一面吃飯，不知不覺之間，就經過了不少時間。

與其把這個當成拉長吃飯時間的訣竅，不如稱之為讓用餐過程更快樂、食物更美味的祕訣吧。

遵守碳水化合物後食的原則，用餐時間拉長到一小時的話，就能延緩血糖值的上升，也不會過度飆高，正好適合做為飯後高血糖的對策。

098 蕎麥湯如糖汁！

吃蕎麥麵的時候，通常最後會端出蕎麥湯。這是日本自古所流傳下來的傳統飲食方法，也是飲食文化的一種，我們不能一概予以否定，但是從減重的觀點來看，卻是極為不好的習慣。

蕎麥湯，是麵的麵粉與蕎麥粉溶在滾水中的湯汁，幾乎可稱之為「糖汁」。（編注：蕎麥湯也就是煮麵水，可加入沾麵醬汁中和味道，變成可以直接喝的湯。）

蕎麥湯裡含有從蕎麥粉溶出的鉀、維生素 B 群、膳食纖維、蛋白質和澱粉等對身體有益的成分。尤其是水溶性成分的蘆丁（Rutin），有抑制血壓上升和清血的效果。但是根據國立健康營養研究所的調查，蘆丁的安全性雖然沒有問題，但在文獻上找不到對人的有效性。即使蕎麥湯的蘆丁有上述效果，但是「糖汁」的壞影響還是比較大。

099

南瓜是蔬菜？配菜？不對，它是飯

大家都把南瓜當成是「蔬菜」，或者是「配菜」？的確，南瓜是「黃綠色蔬菜」，但是，**我認為它是「米飯」**。

南瓜有豐富的 β-胡蘿蔔素、維生素 C 和維生素 E，也含有膳食纖維，但還是以碳水化合物為主。所以，吃燉煮南瓜配飯的話，就等於是「碳水化合物＋碳水化合物」，煮南瓜的湯汁中含有砂糖，也就是**「碳水化合物＋碳水化合物＋碳水化合物」**。

因此，把南瓜當成「米飯」，和其他菜一起吃，它不就成了含有豐富維生素和膳食纖維的優秀主食了嗎？

用微波爐溫熱，再挖一塊奶油加進去，掌握「碳水化合物後食」的要領，就是一份很紮實的飯了呢。

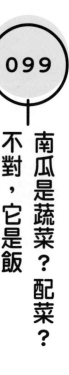

100 口味清爽的關東煮也有不健康的一面

一般人可能以為，關東煮是用高湯去煮，而且吃得到蔬菜，算是健康料理。但是有兩件事必須注意。

①魚漿製品多　主要材料「魚漿製品」，除了原料魚肉之外，含有許多澱粉，製作過程中又加了相當多的鹽。若是只用魚和鹽來製作，那還不算什麼，但它又加了澱粉，造成血糖值容易快速上升，飽足感也不易維持。

②蔬菜的變化少　說到關東煮一定會放的蔬菜，其實也只有蘿蔔。從膳食纖維的意義來說，還有蒟蒻，偶爾有小芋頭、馬鈴薯、番茄、昆布捲、高麗菜捲。但不管怎麼樣，湯鍋中的蔬菜還是非常少。

若是以健康的理由而選擇關東煮，那恐怕是誤會一場，還不如選擇什錦火鍋，有更充足的魚和蔬菜。

國家圖書館出版品預行編目資料

吃得少不如吃得巧：100個控制血糖的加法飲食訣竅 / 足立香代子著；陳嫺若譯. -- 臺北市：商周出版：家庭傳媒城邦分公司發行, 2018.12
面； 公分. -- (商周養生館；62)
譯自：医師が信頼を寄せる栄養士の糖質を味方にするズルイ食べ方 - 人生を守る「足し算食べ」BEST100
ISBN 978-986-477-580-4 (平裝)

1.營養學 2.健康飲食

411.3 107020602

商周養生館 62

吃得少不如吃得巧——100個控制血糖的加法飲食訣竅

作　　者／足立香代子
譯　　者／陳嫺若
內頁漫畫／海道建太
企畫選書／林淑華
責任編輯／林淑華

版　　權／邱珮芸、翁靜如
行銷業務／張媖茜、黃崇華
總 編 輯／黃靖卉
總 經 理／彭之琬
發 行 人／何飛鵬
法律顧問／元禾法律事務所王子文律師
出　　版／商周出版
台北市 104 民生東路二段 141 號 9 樓
電話：(02) 25007008　傳真：(02)25007759
E-mail：bwp.service@cite.com.tw
發　　行／英屬蓋曼群島商家庭傳媒股份有限公司城邦分公司
台北市中山區民生東路二段 141 號 2 樓
書虫客服服務專線：02-25007718；25007719
24 小時傳真專線：02-25001990；25001991
服務時間：週一至週五上午 09:30-12:00；下午 13:30-17:00
劃撥帳號：19863813；戶名：書虫股份有限公司
讀者服務信箱：service@readingclub.com.tw
城邦讀書花園 www.cite.com.tw
香港發行所／城邦（香港）出版集團
香港灣仔駱克道 193 號 _ E-mail : hkcite@biznetvigator.com
電話：(852) 25086231　傳真：(852) 25789337
馬新發行所／城邦（馬新）出版集團【Cite (M) Sdn Bhd】
41, Jalan Radin Anum, Bandar Baru Sri Petaling, 57000 Kuala Lumpur, Malaysia.
電話：(603) 90578822　傳真：(603) 90576622

封面設計／行者創意
內頁排版／林曉涵
印　　刷／中原造像股份有限公司
經 銷 商／聯合發行股份有限公司　新北市231新店區寶橋路235巷6弄6號2樓
電話：(02) 29178022　傳真：(02) 29110053

■2018 年 12 月 13 日初版
定價 320 元

Printed in Taiwan

医師が信頼を寄せる栄養士の糖質を味方にするズルイ食べ方 - 人生を守る「足し算食べ」BEST100
 ISBN978-986-477-580-4